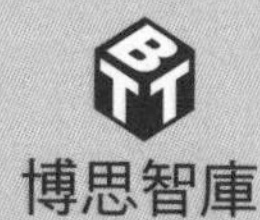
博思智庫

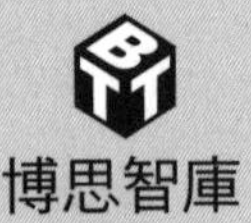
博思智庫

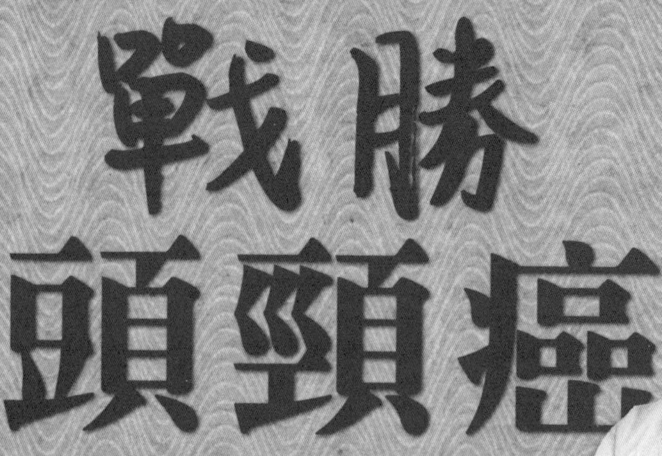

陳佳宏 醫師 著

專業醫師的
全方位預防、治療與養護解方

早上起床第一口痰，竟然出現**血絲**？
菸酒檳榔都不沾，為什麼還是得到**鼻咽癌**？
只是聲音沙啞，卻已經**口咽癌末期**？

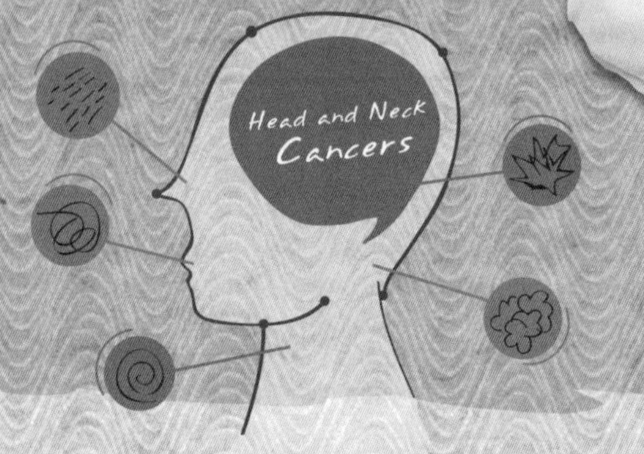

嘴破　耳鳴　鼻塞　喉嚨痛　流鼻血

你以為的小感冒症狀，
其實是身體發出的大警訊

當頭頸癌找上門，就算有口也難言！
仁心良醫守護在側，預防頭頸癌從日常做起

Contents

Part 01

抗癌，從「頭」做起——為什麼我會罹患頭頸癌？

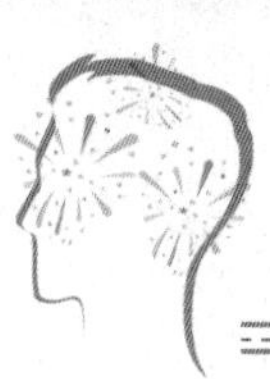

Part 02

「首」護健康，安心醫療——早晚期頭頸癌的治療方式

Part 03

引「頸」期盼，治療新曙光——頭頸癌的免疫治療

Contents

推薦序一

醫者父母心，頭頸癌全方位療癒守則

首先，我要感謝佳宏醫師在這麼忙碌的醫療生涯中，還能為我們寫下這一本最先進、最合乎目前科學知識的頭頸癌防治專書。

頭頸癌在台灣的發生率，高居所有癌症的第五名，每年大約有近七千位國人被診斷為頭頸癌，其中近三千位國人會因為這種疾病，而喪失寶貴的生命……。

別因為無知，忽略了警訊

頭頸癌大多好發於男性，而且發病的年齡多為青壯年期，不只破壞了家庭，也對社會的生產力影響甚鉅，因此更加凸顯了這一本專書的重要性。

癌症最可怕的就是來得無聲無息，很容易為人所忽略，頭頸癌也不例外。其實，對各種疾病而言，「預防勝於治療」絕對是金科玉律，頭頸癌絕大多數是因為環境因子造成，舉凡抽菸、喝酒、嚼食檳榔等，就是最常見形成頭頸癌的不良行為。

儘管政府不遺餘力地宣導，大多數人在沒有罹患癌症之前，都不相信自己會如此倒楣，惹病上身。

所幸的是，頭頸癌是一種可以藉著篩檢，早期診斷、早期治療的疾病。然而，仍有許多人已經有早期症狀還是不願意就醫，「不到黃河心不死」，以致於最後就醫時，病情已到末期無法治療，十分遺憾；另外一個可能性就是，一般人對頭頸癌的早期症狀並不是非常了解，所以忽略了警訊，導致延誤就醫。

事實上，任何一種癌症只要能早期診斷，在腫瘤尚未擴散之前，即早處理都是可以痊癒。隨著時代的進步，頭頸癌的診療方式也日新月異。

不再諱疾忌醫，全面了解頭頸癌

許多民眾聞癌色變、諱疾忌醫主要就是因為在老舊的觀念裡，得了癌症接受治療，不但效果不彰，而且會承受許多因為治療而帶來的痛苦，因此選擇了放棄治療。

其實放棄治療反而會因為腫瘤本身造成的併發症，帶來更多痛苦，另外也會產生一些連醫師也無法掌握的病情，例如：難以處理臭味四溢的蕈狀腫瘤、大出血等等。

佳宏醫師在他的著作《戰勝頭頸癌：專業醫師的全方位預防、治療與養護解方》，從頭頸癌的預防、診斷、最先進的治療，以及疾病末期的處理，均做了最詳盡的闡述。

「醫者父母心」，我相信佳宏醫師的著作必定源自於他對所有人的愛與關懷，能為這本書寫序，絕對是我最大的榮耀。

在閱讀過這一本書之後，絕對會讓您對頭頸癌有全方位的認識，進而能幫助到家人與周遭朋友，也會對社會產生貢獻。

臺北醫學大學臺北癌症中心　副院長

趙祖怡

推薦序二

集聚多年行醫精華，勇敢面對頭頸癌！

頭頸癌是腫瘤科醫師最難面對的癌症，也是讓病患家屬最傷心的癌症！病患手術後的顏面缺損、復發時的顏面腫瘤傷口，以及劇烈疼痛的醫病關係，都會牽涉醫護人員及家屬間的情感糾葛。

此外，這些頭頸癌患者大多都是成年男性，是家庭的支柱，影響了整個家庭的經濟及生活的能源，亦是社會上所要關懷的少數族群。

戒檳戒菸，最好的健康之道

很感謝佳宏醫師努力辛苦的付出，集結過去的學識與專業，將頭頸癌的好發因子、臨床控制、目前最新的治療、營養的支持療法，以及緩和治療的理念，在《戰勝頭頸癌：專業醫師的全方位預防、治療與養護解方》這本書完全呈獻出來。

衷心希望每一位頭頸癌患者在讀完這本書後，能有所感觸，期望未來頭頸癌患者能得到最好的身心靈照顧。

癌症不可怕，最怕的是我們有藉口忽視它、不面對它。

頭頸癌是我們亟需面對的癌症，希望所有檳榔族、抽菸族能獲得這本書的啟發，「戒檳戒菸」是最好的健康之道。

台灣癌症安寧緩和醫學會　理事長

何景良

自序

抗癌關鍵，從「頭」做起！

記得當年在血液腫瘤科實習時，親見學校老師和學長們對病人認真地付出，帶給我很大的身教和言教，這份從「頭」開始穩扎穩打的訓練，點點滴滴累積成從醫的理念……。

南部囝仔北部求學，與大體老師朝夕相處

我出生在好山好水、地靈人傑的台南市六甲區，據說這裡還是產出醫師的人口密度最高的地方！不過，畢竟是個鄉下地方，整體醫療資源相對來說比較匱乏，從以前就診就很不方便，因此也讓我立定志向，要是當上了醫生之後，就可以幫助更多的人。

一般來說，醫學院必須讀滿五年，再加上兩年的醫院實習，每學期五、六萬的學費支出，對於像我一樣家境沒有很好的中南部學生來說，儼然是一筆極大的負擔。因此，後來才會選擇進入國防醫學院，奠定了當醫生的基礎。所以，我相

當感謝國防醫學院的栽培，可以讓我減輕家裡的經濟負擔和壓力。

國防醫學院，正是三軍總醫院主要培育醫師的搖籃。我們這些考上國防醫學院的學生，就跟其他軍校生一樣，接受軍人式的管理，每個月會有固定的軍俸。

就讀國防醫學院期間，有一門課印象特別深刻，也影響我最深。這門課，就是人體解剖學。當課程中教授到頭頸的部位，此部位的神經血管錯綜複雜，考試時需要分辨大體老師的神經血管在哪裡。

每當期中、期末考的階段，半夜還會停留在解剖教室內進行研究，因為隔天考試是以「跑台」方式，跑台指的就是老師會在大體老師的動脈上綁一條紅線，每位學生走入考場，只有三十秒的作答時間，判斷這條紅線代表著哪一條血管，看完後馬上作答，考完便換下一題。

一開始當然會感到些許害怕，不過一想到大體老師願意奉獻自己的身體，讓我們這群醫學生研究、解剖，深覺是件相當偉大的情操，這份朝夕相處的日子，無形中轉化了這份忐忑與恐懼，慢慢地也就習慣了。

第一次離家的感傷，同袍情誼緊密相連

我是負笈北上的南部小孩，剛開始完全沒想到報到之後，就要直接拎包入住軍校，當時還想著報到之後可以跟著爸爸一起返回老家，殊不知，報到一結束就被硬生生留下來了，望著父親獨自離去。

在我國、高中時期，都選擇離家近的學校就讀，幾乎都是住在家裡，直到進入國防醫學院，開啟了離家生活的時光。

如今，因為有高鐵而縮短了南北距離，對比當年的我們，儘管歸心似箭，依然只能搭乘一節節的火車，拉長了對於故鄉的思念，因此在心態上面，感受到家似乎在遙遠的那一方。記得頭幾天依稀可聽見棉被裡的啜泣聲，很多同學和我一樣是從外地來此念書，同儕情誼因此更加緊密，無形中有一種革命情感，加上學校課業繁重，情緒上慢慢地獲得了轉移與排解。

前輩的震憾身教，親自動手推病床

醫學系畢業之後，拿到了醫師證書，同時遇到選擇科別的關鍵，最後我選擇了內科。

最初，在選擇內科時，並沒有特別專注在哪個部分，因為在當住院醫師的前三年，八個科室我們每一科都要接觸、學習。八大科指的是心臟內科、胸腔內科、感染科、腸胃科、腎臟科、新陳代謝科、風濕免疫科、血液腫瘤科，而我自己則是在血液腫瘤科，其實血液腫瘤科不是只有血液部分，它算是雙專科——血液科和腫瘤科，只是在分類上將它們和在一起。

我的內科老師是腫瘤科的主任——趙祖怡，目前服務於雙和醫院，同時也擔任北醫癌症中心副院長，老師引領我走向腫瘤治療的領域，當時正好有一個機會，讓我可以在頭頸癌的專業上有所建樹。

記得在血液腫瘤科實習時，親見趙主任認真地照顧病人，不管是末期或是相對比較嚴重的病患，還是會想盡辦法幫助他，在我心中留下深刻印象。學校老師和學長們對病人認真地付出，雖然有勤務班長可以幫忙推送病患做檢查，若是住院醫師認為病患的情況較為緊急，就會自己推著病患到放射檢查室。這份從「頭」開始穩扎穩打的訓練，著實給了我很大的身教和言教

從我還是住院醫師的身份時，就跟著各科的主治醫師學到很多，除了醫學上的知識，更多的是醫病之間的溝通關係，例如：如何查房？如何跟病患或是病患

家屬溝通？點點滴滴累積成從醫的理念。

為生者轉介關懷，整合醫療資源

如果是五、六十歲的病患，常會有小孩子跟著家屬一起來探病，感情很是要好，當病患走到疾病末期時，家長就很難跟小孩子解釋爺爺奶奶的病況，尤其是看到小孩子還那麼小。

有一次，在病房裡看見一個小妹妹，爸爸是台商，經常在兩岸奔波，後來被診斷出癌症末期，只好放下事業專心醫治。住院期間，兩個孩子每天都會陪在爸爸身邊，由於這位爸爸到後來體力越發虛弱，「死亡」是可預期的事情。

幾天之後，還是不敵病魔去世了，媽媽來到醫院辦理後續的細節，小妹妹來到了爸爸生前的病床，沉默地看著空床位，就在我打算詢問她怎麼了的時候，她竟做了讓我忍不住鼻酸的動作：妹妹湊到了病床前，低下頭聞了聞，看看還有沒有爸爸的味道……。

當下，體認到想要讓孩子表達悲傷時，他們不一定會用口說表達的方式，有時是透過畫畫或行動進而表達出來。然而，目前醫療只有做到治療方面，該如何撫慰生者、得知失親孩子們心裡的想法，關照到心理層面這一塊？

有些成人家屬覺得孩子還小，應該沒關係，時間久了就好了。這種觀念並不全然正確，其實對於這些孩子來講，影響可說相當深遠，有時候更會埋藏在內心深處，成為化不開的傷痛。

於是，我想到醫院內有社工師和心理師，他們對這一塊較為敏感及熟悉，醫師就能夠轉介給社工師前去關懷這些孩子。當時的這個妹妹，我也馬上透過轉介社工師及心理師，協助兒童悲傷的情緒處理。

「ㄔㄣˊ一生，ㄍㄢˇㄒㄧㄝˋ你ㄅㄤ忙ㄓㄠˋㄍㄨˋㄨㄛˇ爸爸！」不久的一天，我收到一張滿是注音符號的卡片時，心中湧起無限的感動。

抗癌「首」要，護好項上人「頭」！

關於頭頸癌，一般會分為頭頸與氣管兩個部分，耳鼻喉科只做到聲門這個地方，再往下就屬於胸腔外科的範疇了。

經過五年的住院醫師的歷練後，擔任主治醫師也有九年的時間，因緣巧合之下，正式踏入頭頸癌的治療，回頭想想，投入頭頸癌專業領域竟然也走過七個年頭了。如今，在這塊領域努力耕耘，期許幫助與救治更多病患。

在頭頸癌的照顧上，除了病患自己本身的努力，還需要家屬的幫忙和支持。照顧頭頸癌的病患時，很多家屬或病患會問到一些照護問題，目前坊間可能有一些簡單的衛教書籍，但是並沒有較為完整介紹頭頸癌的作品，僅僅是簡易的彙整，相當可惜！

有鑿於此，我動筆寫了這本專書——《戰勝頭頸癌：專業醫師的全方位預防、治療與養護解方》，主要還是希望能夠帶給頭頸癌病患及家屬，知道如何自我照顧與心緒調適，同時傳遞預防癌症、面對頭頸癌的正確觀念，持續宣揚抗癌「首」要，一起護好項上人「頭」。

現在起，預防癌症，讓我們從頭做起！

三軍總醫院血液腫瘤科　主治醫師
三軍總醫院安寧病房　主任
陳佳宏

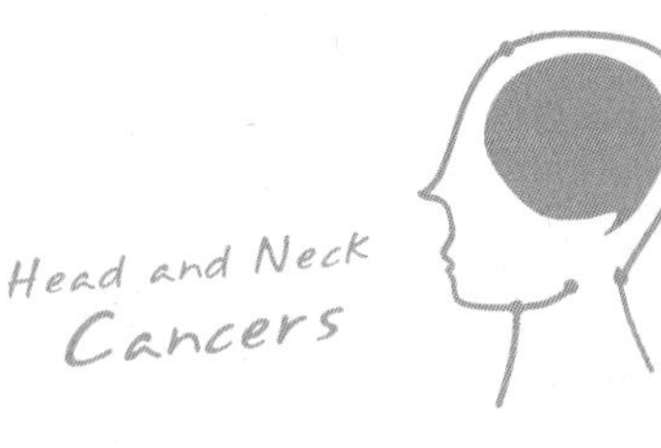

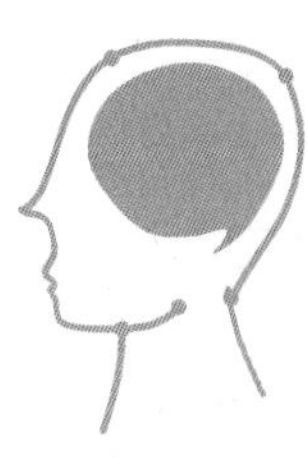

抗癌，從「頭」做起——

為什麼我會罹患頭頸癌？

Part 01

根據衛生福利部公布，二〇一七年國人「十大癌症」中，屬於頭頸癌的範疇的口腔癌（含口咽、下咽）位列第五名，同時觀察到因此致死率有攀升趨勢，惡性腫瘤依然是「十大死因」的榜首……。

在汙染日增、疾病近逼的時局下，癌症時鐘再次快轉，每個人都害怕自己成為下一個病患，到底要怎麼做，才有可能樂不思「頭」，高「頸」無憂？

防堵「短命癌」，三不二要早知道！

想要全面防堵頭頸癌，就要遠離致病原因、危險因子，找回兩大關鍵修護：提升免疫、良好生活習慣，加上留意身體狀況，定期檢查，才有可能樂不思「頭」，高「頸」無憂。

頭頸癌，顧名思義就是位於頭頸部位的腫瘤，近年來一直位列台灣「十大癌症」之一，而且有年輕化與持續上升的趨勢！

資深藝人徐風罹患口腔癌、香港電影最佳綠葉「大傻」成奎安，正值中壯年，卻因為鼻咽癌相繼離世，令許多觀眾相當不捨；韓國年輕偶像金宇彬，更驚傳罹患鼻咽癌，目前積極治療中，使得頭頸癌議題再度浮上檯面。

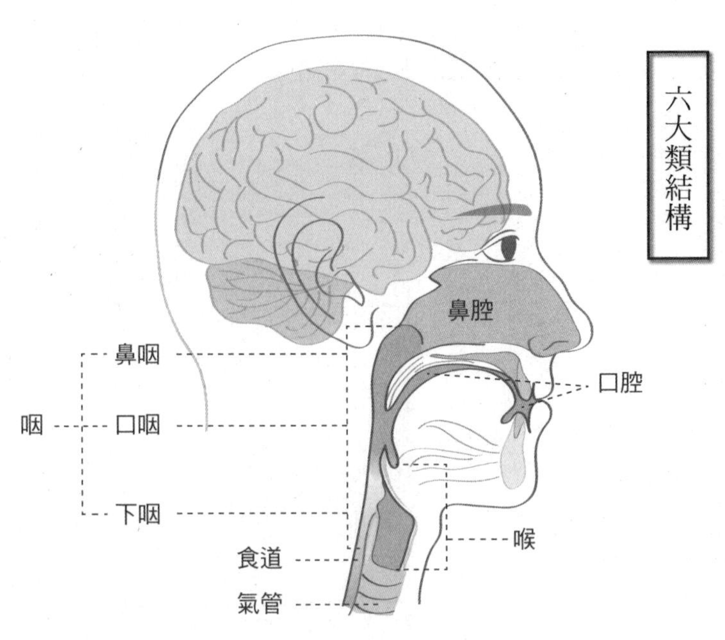

六大類結構

頭頸部涵蓋了很多器官，就結構來講，大致上分成口腔、口咽、下咽、喉。

以口咽為中心點，往下是下咽以及喉；而舌頭則是包含在口腔及口咽。從口咽往上，則有鼻腔、鼻竇，鼻咽則是在口咽的正上方。當然，唾液腺也是分屬於此部分。

理論上，甲狀腺剛好位於交界的地方，並沒有歸類在頭頸部的腫瘤，偏向於新陳代謝科、耳鼻喉科、一般外科、核醫科以及腫瘤科進行整合治療，所以，本書不會討論到甲狀腺癌。

頭頸癌大多是局部復發，而且較為容易遠端轉移在肺部、骨頭、肝臟等部位。鼻咽癌則是比較容易遠端轉移的癌症，可能一復發大多都遠端轉移，這也是頭頸癌跟鼻咽癌的不同之處。

三大致病原因，頭頸部染疾上身！

「一名年輕男子因為喘不過氣，緊急送入加護病房，才知道罹患下咽癌第四期！」

「喉嚨老是卡卡、體重莫名減輕的櫃姐，沒想到竟是喉癌！」

「日本女星嘴破只擦藥，就醫發現口腔癌，只好割舌保命！」

以上這些案例乍看相當駭人，然而其實就發生在我們的生活周遭，由於頭頸癌並沒有明顯的症狀，許多人往往容易忽略，因此要是發現自己有嘴破、乾咳、聲音沙啞、耳悶耳脹、呼吸困難、脖子腫脹……類似情況，小心，記得趕緊就醫，進一步全面檢查。

頭頸癌可說是一種高致死的癌症，特別是位列「十大癌症」的口腔癌，一直以來有著「短命癌」的稱號，在於早期不易發現，發現多是中晚期。

且術後容易局部復發、擴散，若是伴隨遠端轉移，比較常轉移到肺部、骨頭、肝臟等部位，五年的存活率不高過百分之二十，成為迅速奪命的劊子手！

以下彙整造成頭頸癌的致病原因，包括：HPV、EBV、暴露危險因子：

◆人類乳突病毒（Human Papillomavirus, HPV）

人類乳突病毒（HPV），屬於一種DNA病毒，其中包括一百多種類型的病毒，其中約有四十種會感染人類的生殖器官。

有一些頭頸癌是因病毒感染造成，像是人類乳突病毒（HPV）的感染，進而造成頭頸癌病變，其中歐美與亞洲的感染分布不太一樣，可能是因為種族上的差異。

再則，很多人可能會問：「到底是如何會產生這些病毒的？」一般人類乳突病毒存在於子宮頸癌裡面，如果發生性行為，比方說口交，口腔因為接觸，自然就暴露在病毒當中，進而造成感染。

◆人類皰疹病毒第四型（Epstein-Barr virus, EBV）

EBV是鼻咽癌的病毒，也是鼻咽癌跟其他頭頸癌不同的地方。

根據統計，有超過百分之九十的人口受到ＥＢＶ的感染，其中主要是經由唾液傳染而來，患部大致分布於鼻咽、鼻腔、口腔、口咽。

由於鼻咽位於腦袋的正下方，因為結構與位置的差異，因而有別於其他頭頸癌，早期頭頸癌患者通常會採取手術方式進行治療，但是鼻咽因為靠近腦袋瓜下面，一般都是採用放療，或再加上化療。

◆長期暴露於危險因子——抽菸、喝酒、吃檳榔

任何會傷害口腔、臉頰、食道、黏膜的食物與動作，自然與頭頸癌及食道癌脫離不了關係，口咽癌及喉癌常常伴隨食道癌，舉凡抽菸、喝酒、吃檳榔，長期暴露在危險因子裡面，高風險族群可能就是你！

抽菸不僅僅只是尼古丁的問題，當你點燃一根菸，當中大概就會產生四千多種的化學有毒物質，尼古丁只是讓人成癮，但是裡面的已知有六十九種的致癌物質，才是最關鍵的致病原。

抽菸不只增加罹患肺癌的風險，因為霧氣會經過食道、胃、肝臟，更會提高頭頸癌、食道癌和胃癌的機率，甚至是肝癌，所以反而不是尼古丁讓人得到癌症，而是點燃後的有毒化學物質。

「醫師，我沒有抽菸，為什麼也得到口腔癌？」別忘了，二手菸同樣會造成致命影響，當我們吸入有毒物質的物質，那些致癌物一樣會進到身體裡面。

另外，飲用過烈的酒精飲料，也會對口腔造成傷害，就像是在醫院內進行病人或團體衛教時，我常常會加強宣導這些觀念。

「有些人喜歡喝很燙的湯，自然會對黏膜造成破損，雖然也許很快就修復了，但是這樣子反覆傷害黏膜，導致細胞一再受到破壞、修復、破壞、修復的循環刺激，最後有可能會癌化喔！」

「啊，這麼嚴重喔？」一名中年主婦吃驚地摀住嘴巴。

「沒錯，就是因為細胞反覆的發炎，修復過程中有基因出錯，就成為不好的細胞了。」我笑笑地說。

所以，平日飲食要留意減少口腔的刺激，不要喝太燙的湯，才不會造成黏膜反覆破損與修補。

此外，檳榔更是直接造成口腔傷害的刺激物，過度嚼磨一種東西，就容易發生問題，除了成分裡含著有毒物質之外，檳榔的粗纖維極為容易磨損黏膜，所以經常性吃檳榔的話，容易造成口腔纖維化（口腔黏膜下纖維化症），不可不慎。

佳宏醫師的「頭頭是道」

頭頸癌的常見危險因子

遠離頭頸癌威脅，當然就是減少危險因子的暴露，如果說真的細胞癌化，吃麩醯胺酸來修補口腔破損，應該是沒有幫助，而且可能會將問題掩蓋下來。

若是真的遇到常常無法癒合的傷口，還是要就診，請醫師看看需不需要做切片。我們常常舉的例子，胃痛只要吃潰瘍的藥就有效，即使胃癌了，它還是會有發炎、胃酸也會變多，服用潰瘍的藥之後，也會好一點，覺得沒事，但其實應該是要做個胃鏡去巡一下，至少看過，放心沒問題，再使用潰瘍的藥。

頭頸癌，特愛找青壯年！

綜合以上各種頭頸癌的常見症狀發現，頭頸癌的早期症狀，並不明顯又無特異性，加上病患本身的疏忽，或是第一線的醫師未能提高警覺，以至於往往失去早期診斷的先機而延誤治療。以下歸納六大警訊，希望能藉此喚醒國人對頭頸癌的認識，達到早期診斷、早期治療的目的。

此外，應該歸咎在生活中的種種不良習慣，可能是為了「提神」效果而嚼食檳榔，因而產生比例連結。其實癌症的產生，大概一兩成都是跟基因有關係，八成才是後天環境的影響，如果不特別講什麼癌的話，都是這樣的通則。

當然基因有很多未解的謎團，不能說哪種基因就會造成哪種癌症，現在還不夠清楚。不過，現在比較明確的疾病是遺傳性大腸直腸癌，家族性大腸瘜肉症指的就是大腸裡面產生了很多瘜肉，可能是上百顆瘜肉，那個就是遺傳，基因上就有影響，所以才會在一、二十歲，二、三十歲就出現。

至於百分之八十的後天遺傳，好歹也要暴露個幾年，或暴露一段時間，才會受到後天環境影響，好發在四、五十歲。

頭頸癌的族群的話，好發還是在青、壯年這段期間，大概三十到五十歲中間，屬於一個高峰期。臨床上年輕的比較少，然而鼻咽癌的確是有比較年輕一點，因為鼻咽癌主要還是跟免疫力有關係。

男女比例來說，大部分八成都是男性，當然一樣也是暴露在危險因子，抽菸、吃檳榔的比例比較高，另外，社經地位比較低一點的也比較容易罹患，也可以回過來看，可以說與工作性質、抽菸、喝酒息息相關，因此鼻咽癌就會跟其他頭頸癌比較不一樣。

由於頭頸癌的族群往往相對弱勢，治療的部分，很多化療健保都沒有給付，每次醫療費就是幾萬塊，雖然化療類藥物還是相對比較便宜的，但對於社經地位比較低的族群來說，還是一種負擔。這方面的資源連結，還是要回歸社工那一塊，看看有沒有符合低收入戶資格，或其他社會福利資源。

佳宏醫師的「頭頭是道」

自我檢視，十種頭頸癌初步症狀

□一、頸部出現不對稱性腫塊。
□二、口咽腔內出現超過兩星期的潰瘍、凸起，或是斑點。
□三、口腔內長有不明白斑。
□四、脖子莫名腫脹。
□五、聲音沙啞。
□六、單側鼻塞、反覆性流鼻血。
□七、單側聽力不良、單耳積水、耳脹、耳悶、耳朵痛。
□八、喉嚨老是卡卡。
□九、體重莫名減輕。
□十、無上呼吸道感染，卻持續性喉嚨痛，經常感覺喘不過氣。

【戰勝頭頸癌　門診案例】

中年計程車司機 X 頭頸癌復發

「我是一名計程車司機，經常要在外面跑車接客，有時候一天賺不到幾千塊錢，當經濟壓力大的時候，我就會抽菸或吃檳榔，讓自己放鬆、提神，才可以繼續接下一單……。」

一名五十多歲的中壯年男性，因為發現頸部有莫名的腫塊前來就醫，當我仔細詢問他平常的生活習慣，發現他有抽菸、喝酒、嚼食檳榔的習慣，已經持續了數十年。後來檢查結果不出所料，的確是頭頸癌。

經過治療後，頭頸癌的情況很穩定，但後來卻又復發了。頭頸癌的高復發往往在治療後前兩年，兩年穩定過後，復發比例就會比較少了。一開始第一線化學藥物治療還能有健保補助，但復發後雖然還是能使用健保化學藥物，但是效果已經不好，需要再增加其他的化學藥物。

那時候還沒有健保給付標靶藥物，而第二線化療藥物，例如紫杉醇，都需要自費，病患因為經濟的考量付擔不起。後來經過病友們互相幫忙，以及社會資源在經濟上的支援，才得以提供化療藥物進行治療。

這治療期間還需要很多朋友和家人的鼓勵，不僅是經濟支援，因為復發之後這名病患又無法開車，治療期間沒有收入，再加上頭頸癌的病患在開刀後，外觀上都會有所改變，在社交上面就會受到影響，所以家人朋友的鼓勵，對病患的心理層面影響也很大。

頭頸癌轉移或再復發之後，若無法再接受手術切除治療，平均存活期一般都是十個多月，所以頭頸癌的族群，相對存活率會比較低，當頭頸癌轉移至遠端時，治療效果就不會太好了。

這名司機就是轉移到肝臟，因此幫他使用紫杉醇之後，也僅維持了一年多，到後面也是轉介到安寧照護。太太也希望他不要那麼痛苦，因為到癌症末期很容易得到癌因性疲憊症，幾乎必須坐著輪椅，到了後期也是只有症狀控制及疼痛緩解，讓他能夠不再疼痛，走向善終之路。

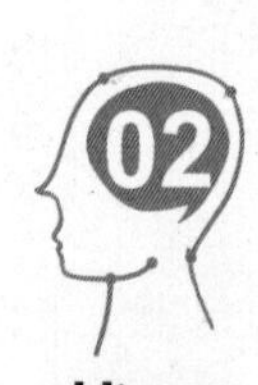

口腔癌——找回遺失的微笑，遠離高危害因子

口腔癌跟許多因素都有關聯，在台灣，罹患口腔癌的患者中，有八成以上有嚼食檳榔的習慣。檳榔裡的檳榔鹼、檳榔素皆具有致癌性，再加上食用的檳榔中常會加進石灰等添加物，讓口腔黏膜不停地受到刺激，導致細胞產生異變，最後就會罹患了口腔癌。

根據衛福部二〇一六年死因統計，口腔癌高居男性腫瘤死亡原因排名第四位，並且有逐年增加的趨勢，好發年齡約莫落在四十歲至七十歲。

很多人都認為要到中年以後，才容易罹患口腔癌，但是在過去這幾年來，罹

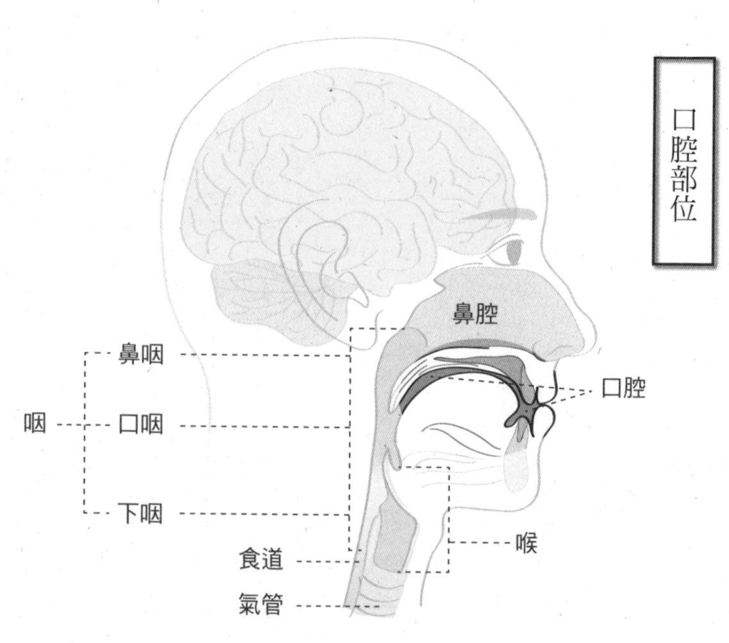

患口腔癌的年齡有下降的情況，在臨床上，也不乏有二、三十歲的案例，口腔癌已經不再是中老年人的專利了。

檳榔、抽菸、喝酒，口腔癌三大危害

口腔癌即是發生在口腔部位的惡性腫瘤總稱，九成屬於鱗狀細胞癌，在台灣口腔癌的好發部位是在舌頭以及頰黏膜。

口腔包括唇、頰膜、下牙槽脊、上牙槽脊、臼齒後三角區、口腔底、硬顎及舌前三分之二。頭頸部的癌症如果發生在口腔，較為容易發現、可以及早治療痊癒的病症。

當看到口腔黏膜上有一些變化，例如小白點或是紅點，甚至潰瘍的狀況，就要特別留意了。

口腔黏膜是一層比皮膚還要薄的上層組織，既不耐熱也不耐辣。事實上，口腔黏膜具有一定的再生能力，當黏膜遇到過熱或是過辣的食物，因刺激而受傷時，表層的細胞會自動脫落且迅速修復。所以一般來說，大部分的口腔潰瘍都會在七至十天內自行修補癒合，若潰瘍長時間都還沒有癒合的跡象，這時就要趕緊就醫，尋求專業醫師的協助。

「天啊，怎麼會這樣……？」太太摀著嘴，一臉不可置信，「都跟你說要戒掉檳榔了，你就是不聽，現在怎麼辦……？」太太轉身激動地打著丈夫的手臂。

「跑夜車的時候，嚼幾顆可以醒醒腦啊……。」這位病患是開貨車的司機，由於經常跑夜車，想藉著檳榔提振精神，存著「自己應該不會那麼衰吧」的僥倖心態，聽不進家人的勸告，即便發現口腔內有白斑也不以為意，直到家人擔心他的身體，帶到醫院健檢，這才發現罹患了口腔癌。

口腔癌跟許多因素都有關聯，在台灣，罹患口腔癌的患者中，有八成以上有嚼食檳榔的習慣。檳榔裡的檳榔鹼、檳榔素皆具有致癌性，再加上食用的檳榔常會加進石灰等添加物，讓口腔黏膜不停地受到刺激，導致細胞產生異變，最後就會罹患了口腔癌，其好發部位大部分都在頰黏膜及舌頭處。

事實上，除了檳榔之外，抽菸、喝酒亦與口腔癌有密切相關，如果同時有嚼檳榔、抽菸及飲酒習慣的人，則得到口腔癌之危險性更高。其他如口腔衛生不佳、口內不良製作的假牙、蛀牙、長期溫度或化學物質的刺激、齒列不正、長期營養不良等造成癌症的危險因子，皆有可能對舌頭、齒齦，或咽頰造成慢性的傷害，口腔黏膜上的白斑，都可能在一段時間之後產生癌症。

白斑，口腔發出的警訊

正常口腔內膜是粉紅色或紅色柔軟黏膜，如有以下的症狀，就需找耳鼻喉科中的頭頸腫瘤外科醫師進行檢查。

- 口腔內部或周圍發現腫脹、硬塊，或者長了腫瘤。
- 口腔內部發現白色脫屑的斑塊。

- 口腔內部出現長久不能治癒的潰爛，持續超過兩個星期。
- 口腔附近部位喪失知覺，或麻木、感到疼痛。
- 咀嚼、吞嚥、說話有困難。
- 口腔內部因不明原因反覆流血。

「醫生，我半個月前吃飯時，不小心咬到自己的舌頭，想說幾天之後就會自己痊癒，不但沒有好，還會感到疼痛。」一名四十歲中年男子因為口腔內潰瘍前來就診。

「欸？我在你的嘴巴右側發現有一個白色的斑塊，需要進一步檢查確認。」發現白斑之後，詢問他日常的生活，得知是多年的老菸槍，於是建議做檢查是否為癌前病變。

口腔發生變化，最顯著的症狀之一就是白斑。

老菸槍、酒癮者、檳榔族，或是口腔衛生習慣不好的人，經常會有口腔白斑的情況發生，雖說口腔白斑多屬於良性病變，但近年來的研究報告指出，口腔白斑是最具代表性的一種口腔癌前病變，大約有一半以上的口腔癌在發生之前，口腔會先產生長期存在的白斑病變。白斑指的是出現在口腔黏膜的白色斑塊，表面平坦，但不容易去除。大多數的患者因沒有疼痛感，常常會忽略身體帶來的信號，時間久了就會轉變成口腔癌。

白斑的好發部位，基本上發生在口腔內頰部黏膜、舌頭表面、口腔底部黏膜、牙齦、顎部等。然而，當你發現病灶突然快速變大、出血時，已經是罹患口腔癌的高風險時期了。

若發現任何口腔有任何的異狀，最好立即就醫找專業醫師進行病理切片檢查，就如同許多癌症的切片檢查一般，口腔黏膜切片檢查，會先進行局部麻醉，然後將病變的組織連同正常組織切下，這種檢查不會造成病灶的擴散或是惡化，這些動作通常只需要幾分鐘就可以完成了。

早期口腔癌的治癒率高達八成，若可以在癌症早期進行診斷，並接受專業醫師的正確治療，就可以提高治癒的機會。

佳宏醫師的「頭頭是道」

口腔黏膜切片術後注意事項

雖說口腔黏膜切片的風險不高，但還是手術的一種，當手術過後仍需要注意以下事項，避免造成傷口裂開。

一、記住「三不做」：不吸吮傷口、不吐口水，以及不抽菸、喝酒、嚼檳榔。

二、手術當天以流質或半流質食物為主；隔天可正常飲食，但避免太燙、刺激性的食物。

三、喝飲料時，不用吸管。

四、術後二十四小時不刷牙，以開水清除口腔就好。

口腔癌治療，手術是最有效的方式

一旦確診為口腔癌後，需透過一系列的檢查深入了解癌症的情況，確定是否僅有原發病灶或是有侵犯到其他器官的可能，檢查項目以電腦斷層掃描、核磁共振、X光檢查、超音波檢查或全身正子檢查等等。

檢查後，醫師會針對患者的情況加以分類，確定後續的治療方向及預測疾病的發展情況。目前的口腔癌分期是根據TNM系統衡量，「T」指的是腫瘤本身的情況；「N」是腫瘤轉移到淋巴結的情況；「M」是腫瘤有無遠端轉移，而根據TNM分級的不同，將癌症歸類為四個分期，又可細分成A與B。

分期的正確與否會直接影響到病患後續的治療方向，更可能會影響到病患的治癒機會以及對於存活的期望值，同樣也會間接影響到病患與其家屬的心理層面。

至於治療方面，手術切除是最有效的治療方式，依病灶大小、部位的不同而有不同程度的切除。手術的程序大抵可以分成原發部位切除、頸部淋巴結廓清、傷口重建三個部分。如果發現口腔癌已經有明顯的頸部轉移，就會切除腫瘤和旁邊的健康組織，同時把頸部的淋巴結一併清除，以防癌細胞再擴散，範圍較小的腫瘤經由手術後，比較不會造成後續的問題。但若癌細胞已經侵犯到肌肉或是頸部等其他組織，那麼所需要進行的手術範圍就會變得更大，醫師可能必須切除一部分上顎、下巴或是舌頭等部位，手術後可能會影響到病患咀嚼、說話等功能以及外觀上的改變，不過通常都可以藉由重建手術、復健來改善。

放射線治療與手術一樣屬於局部性的治療方式，但相對於手術來說，較可滿足對於美觀、希望保留功能的需求，整個療程大約三至四週，可能出現急性炎症等副作用，故需考量到病患的狀況。

目前針對口腔癌的化學治療主要是輔助放射治療，所以劑量會比一般的根治性化學治療較低，副作用就會比較小。

佳宏醫師的「頭頭是道」

怎樣預防口腔癌？

一、避免長期直接曝露於強烈的陽光下。必要時，戴寬邊的帽子，或是塗抹油膏。
二、避免菸草、紙菸、菸斗、檳榔等長期對唇、舌和口腔黏膜的刺激。
三、如果有不正的牙齒或假牙，對周圍組織有所磨擦，應該請牙醫生矯正。
四、口腔內發現有任何腫塊贅肉、脫皮落屑或是顏色變化，超過兩星期而未痊癒就應該就醫。
五、飲食要正常，食物營養要均衡。有時維他命或其他營養要素缺乏所造成的口腔黏膜變化，可能誘致癌病的發生。
六、避免長期使用熱度太高的食物和烈酒。
七、經常刷牙漱口，保持口腔衛生。

及早發現，痊癒機會達八成

一般而言，早期口腔癌可使用外科手術或是放射線治療，如已屬晚期的患者，則需接受外科手術、放射線以及化學藥物等合併治療，才可有較高的治癒機會。現今外科技術相當進步，只要早期發現，便可以把口腔內的癌細胞完全割除，仍然可以保持正常的臉型及咀嚼食物的機能。

若再輔以積極的復健運動，像是口腔復健運動、頸部復健運動，亦或可以尋求專家的協助，進行口語復健，增加溝通能力，使病患可以重建以往的自信。

只要接受正當的治療，早期（第一、二期）口腔癌三年的存活率可達百分之八十，五年的存活率可有百分之六十，若是晚期（第三、四期）則存活率降至百分之五十以下。口腔癌的復發大都在治療後兩年以內，有百分之八十是出現在原來的位置或是頸部，百分之二十則可能轉移到其他的部位。

口腔癌的發生率不斷攀升，至今已經成為前十大癌症之一了，而預防罹患口腔癌的方法唾手可得，戒除菸酒、檳榔等高誘發因素，不僅可以遠離癌症，同時還可以讓自己的身體變得更加健康，一舉數得。

佳宏醫師的「頭頭是道」

由裡到外，口腔癌的自我檢查

- 臉部：摸摸臉的兩邊觸感是不是一樣，同時注意膚色有沒有改變，是否有硬塊或是麻木疼痛的部位。
- 頸部：以手指輕按，尋找是否有硬塊或是觸痛。
- 嘴唇：把下唇拉下，檢查顏色與組織，上唇也同樣翻開檢查。
- 兩頰內側：用手指扳開內側，檢查是否有紅、白或深色斑點。以手指摸牙齒與臉頰間的部位，檢查是否有硬塊，是否平滑。
- 口腔頂：頭往後仰嘴巴張大、檢查顏色有無異樣，或有無硬塊。
- 舌頭：用一塊紗布，抓牢舌頭，儘量往外拉，以檢查上舌面，再把舌頭由嘴巴左端移到右端，檢查其靈活程度，同時檢查舌頭兩側。最後，把舌尖抵著口腔頂檢查舌頭下面，每一步都要注意腫瘤或異常的顏色。

- 口腔底：檢查口腔底以一隻手指去摸就能檢查，可以查出異常的硬塊或腫瘤。

【戰勝頭頸癌 門診案例】

四十歲工地工人X早期疏忽成口腔癌晚期

「醫生，我的舌頭好像長了一顆東西，每次吃東西的時候，都覺得怪怪的。」一名中年男性有些苦惱地說：「而且還會覺得很痛。」

「你平常會有抽菸喝酒之類的習慣嗎？」我問。

按照慣例，都會先詢問病患的生活型態，通常來說，會有頭頸癌的患者，有大部分都是因為一些不好的習慣造成的。

「有啊，我是做工的，不抽菸、吃檳榔，我就沒辦法提起精神，而且也習慣了，現在讓我戒掉也很難啊！」

這名病患在腫瘤還很小顆的時候，沒有特別的在意，等到吃東西會感到刺痛時，才動身去看耳鼻喉科。

假如腫瘤長的位置位在舌頭的前端，耳鼻喉科醫師看到這種情況，一般都會先做切片，看看是什麼樣的問題。後來，病理報告出來確定是舌癌，也就是鱗狀上皮癌，一般頭頸癌的腫瘤細胞都是鱗狀上皮癌，他長在舌頭上面，舌頭也是包含在口腔裡面，因此我們統稱口腔癌。

因為淋巴結也有腫起來，所以腫瘤分期跨在第三期，淋巴結侵犯常會跨到第三期及第四期；沒有遠端轉移，所以外科醫師還是可以幫他進行手術切除手術，口腔的腫瘤原則上能手術切除還是比較好的。

外科醫生進行手術切除時，是局部切除，一般都會有一個安全範圍，切下來之後從病理組織上去評估，離腫瘤的位置有沒有一個安全範圍，如果沒有的話，後面就會做加強性治療，比如電療或化療。這個病人因為是第三期，所以後面還是要做術後輔助性的化療跟電療。

這名病患當時如果在腫瘤還沒侵犯到淋巴結時檢查，那麼分期就可能有機會在第一期或二期，若在第一期手術切除完之後，甚至都不需要去做一些其他加強治療。有些人工作忙、拖到不舒服才去就診，這時候分期就會往後了。

口腔癌一開始的診斷通常都是在牙科、耳鼻喉科或一般內科診所，如果去診所發現有異常，也會轉介來大醫院，去大醫院也是到耳鼻喉科或是牙科、口腔外科等，所謂的外科指的就是耳鼻喉科和口腔外科，主要由這兩科進行手術切除治療。

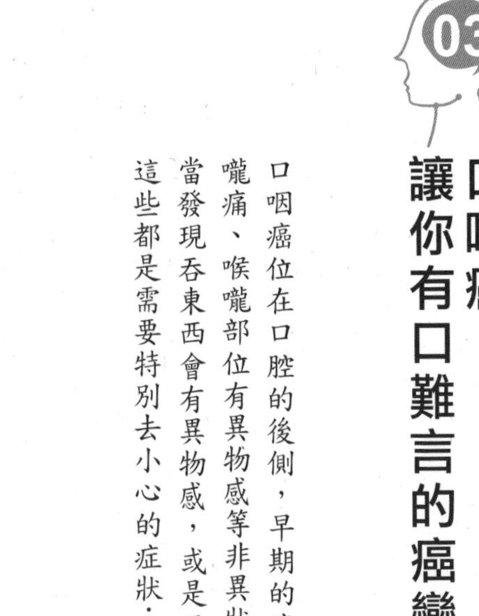

03 口咽癌——讓你有口難言的癌變！

口咽癌位在口腔的後側，早期的症狀往往較為不明顯，可能只有喉嚨痛、喉嚨部位有異物感等非異狀性的症狀，所以常被忽略。當發現吞東西會有異物感，或是舌頭上有一些潰瘍、破洞等狀況，這些都是需要特別去小心的症狀……。

口咽位在口腔的後方，包含舌根、扁桃腺、軟顎及咽壁。口咽癌就包括舌根癌、扁桃腺癌、軟顎癌等，目前台灣的口咽癌患者中，以扁桃腺癌居多。口咽的原發腫瘤較為少見，通常都屬於惡性腫瘤，其好發年齡大約落在五十至七十歲的男性。

口咽部位

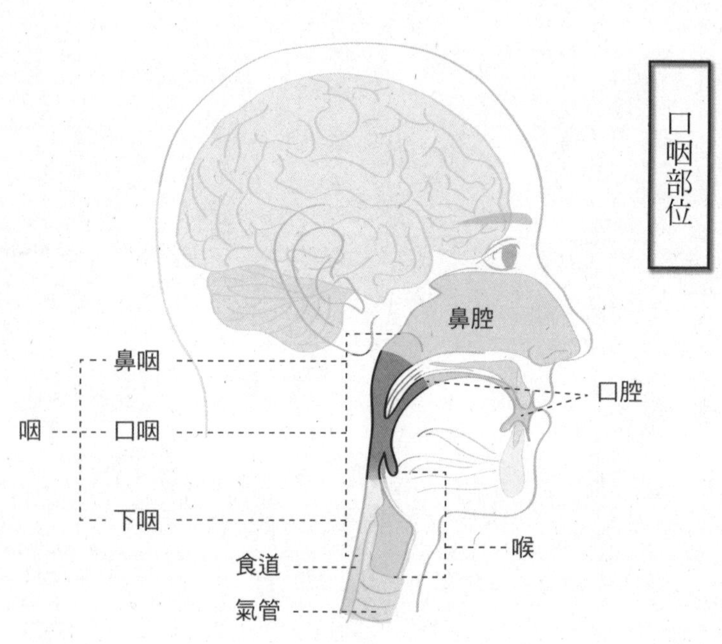

吞嚥困難、帶血唾液都要小心

由於位在口腔的後側，早期的症狀往往較為不明顯，可能只有喉嚨痛、喉嚨部位有異物感等非異狀性的症狀，所以常被忽略。到了晚期才會出現吞嚥困難、構音異常、耳部會有轉移性疼痛、出血或是牙關緊閉的症狀。

所以當發現吞東西會有異物感，或是舌頭上有一些潰瘍、破洞等狀況，這些都是需要特別去小心的症狀。傷口一般在三到五天就會癒合，但是長時間，比如一週或兩週都沒有癒合的話，就需要特別去看醫生。

因為正常的細胞轉化成惡性時，其實都是反覆的發炎，細胞不停修復，只要有一次的基因突變，就有可能造成細胞癌化，因此有些傷口若是反覆破洞，可能就會變成癌細胞變化。

因此，傷口持續無法癒合，可能就需要特別注意，並且趕緊就醫，也許只是感染發炎，但可以針對那個傷口進行切片檢查，因為切片檢查的結果可以比較確切分辨是否癌化。因此，只要發現帶有血液的唾液、口咽腔內有紅、白斑點，或是兩個星期以上不易癒合的潰瘍，合併頸部有不明的腫塊，便要立即就醫。

早期治癒率達五成，晚期只剩下三成

由於口咽和吞嚥、語言功能有很大的關聯，又因口咽癌對放療的敏感性佳，因此治療可以選擇的方法比較多。早期口咽癌可以選手術切除或放射線治療，都可以得到很好的局部控制。但是，口咽因為位於頸部的後側，經口切除較為困難，只有早期的情況才能夠將經口徹底切除，並保留足夠的安全距離。

中晚期則可先用化學治療，若腫瘤有明顯縮小，就可以同步加上電療，反之，若腫瘤依然沒有顯著的改善，就得接受手術切除了，但手術需要併做頸部淋巴廓清，功能損害極大，往往會造成吞嚥功能等障礙。

早期的扁桃腺癌存活率有百分之五十以上，晚期則降至百分之三十七．五以上，若已經有遠處轉移的話，則治癒的機率就會變更小。而第二原發腫瘤也是口咽癌治療之後必須面臨的問題，最常發生在食道。

另外，口咽癌也常常同時伴隨食道癌的發生，所以治療前也都會安排食道鏡或胃鏡檢查，排除食道癌的可能。

有些病患會害怕治療後，造成顏面受損或是無法正常說話，所以拒絕治療。但若是口咽癌不治療的話，後果將會是原發腫瘤不斷變大，突破顎骨導致大量出血，當患者進食時，食物以及流質的物體就會從鼻子流出，疼痛也會加劇。

事實上，口咽癌的產生，跟特定致癌物有很明顯的關聯，超過百分之九十的患者都有抽菸、喝酒和嚼食檳榔的習慣。避免接觸菸、酒、檳榔等容易致癌物質，才是拒絕癌症最重要且最有效的預防方式。

難以察覺的癌症——唾液腺癌

唾液具有潤滑、清潔、消化與殺菌等功能，人體分泌唾液腺的組織包括腮腺、下頷腺、舌下腺等三對主唾液腺，以及六百至一千個小唾液腺。唾液腺比較靠近口咽，所以一般會把它歸類在口咽的部分。

由於靠近口咽，所以唾液腺比較容易腫起來，唾液腺跟皮脂腺一樣，如果一旦被堵住，唾液腺就沒辦法分泌出來，有可能就突然腫脹起來。這種突然腫起來有可能是良性的，但如果有反覆的發炎反應，亦可能會轉變成唾液腺的腫瘤。

唾液腺癌是較少見的頭頸部惡性腫瘤，約佔所有頭頸部癌症的百分之三到五。症狀通常在臉頰、下額內或是口腔中發現無病性腫瘤，若是惡性腫瘤常會有疼痛的症狀外，可能也會侵犯面神經，造成顏面以及口角歪斜，眼瞼也會受到影響，造成無法閉合的情況。接續著，當按壓腫塊時，發現無法移動，便要趕緊找醫師做詳細檢查。

值得注意的是，當唾液腺體積越小，產生的腫瘤有很高的可能是惡性腫瘤，例如體積較小的舌下腺和小唾液腺，一旦形成腫瘤就有超過百分之五十的機率為惡性腫瘤。

然而，唾液腺惡性腫瘤通常沒有明顯的症狀，因而容易被忽略，所以建議當發現唾液腺的位置有不明腫塊時，盡快尋求醫師的協助，才可以得到較好的治療。

唾液腺癌的治療需要合併多種方式，包括手術、放射線治療、化學治療來增加疾病控制。一般唾液腺腫瘤，以手術切除為主要治療方式，若為惡性腫瘤，則必須廣泛切除病灶，視其惡性程度，考慮後續的放射治療或合併加上化療，若是有復發或是轉移的情況，也可考慮化學治療。

【戰勝頭頸癌　門診案例】

頭頸癌復發四十歲工地工人X早期疏忽成口咽癌晚期

目前有一位正在住院治療的四十歲男性，他在工地上班，不過因為是單身，又只有一個人住，就算脖子腫瘤很大了，還是忍耐著一直不到醫院來做檢查、治療。

雖然他的家人都還在，但因為自己一個人住，所以家人也無法催促他就醫，另外，因為他本身脖子有點胖胖的，所以自己覺得腫起來也還好。

終於，在二〇一八年十二月的時候，突然間無法正常呼吸，才被緊急送到急診室接受治療，經過檢查後發現，腫瘤已經壓迫到呼吸道，讓他無法順利呼吸。

鼻咽的正下方就是口咽，咽就是有點接近脊椎了，靠近後壁的部位。因為腫瘤在口咽又很大，所以堵住了呼吸道，他來到急診時很喘，所以找了外科醫師緊急進行氣切手術，如果持續六分鐘沒有氧氣，人就沒了，所以從脖子這邊開一個洞，有一個管子讓空氣從這邊灌進去，就可以到氣管下面去了，因為氣管上面被堵住。因為舌頭已經被腫瘤擠壓，他沒辦法講話，舌頭也吐在嘴巴外面收不回去，因為口腔內已經沒有空間了！

住院後請外科醫師做了腫瘤切片，確診就是口咽癌。頭頸癌治療的鐵三角，手術或是電療、化療，而目前針對口咽癌的標準治療，手術或是電療合併化療其實證據等級是一樣的，這個病人的腫瘤因為太大了，手術治療一來危險、二來要切除的面積太大，跟許多癌症治療都雷同，腫瘤太大了開刀治療，切除的面積太大，可能很多器官功能都會被破壞跟受損。因此，現在有一些方法是先做其他治療讓腫瘤縮小一點，再來做手術。

這個病人，現在剛好是電療合併化療剛做完，所以現在至少舌頭的部位已經可以縮回口腔內了，理學檢查腫瘤明顯縮小了，接下來就會做影像檢查，並會診外科醫師評估可不可以進行手術。

口咽部位的扁桃腺常常一腫脹，就會壓迫到呼吸道，這也是為何口咽癌很容易產生呼吸道阻塞的原因。所以為了安全，有些口咽癌的病人腫瘤太大，我們也會跟家屬或病人說明風險性，是不是要先做預防性的氣切手術，不是說之後要永遠氣切，而是說預防氣管突然的被堵住，人很容易缺氧死亡。

氣切管子拿掉後，傷口就會自然癒合，還是可以講話，有些可能稍微傷到聲帶，有些沙啞，等到標準治療完、腫瘤縮小了、症狀改善了，之後再來拔除氣切管也可以。

舉凡像是有些嚴重車禍、腦傷的病人也會進行預防性氣切，等到腦傷逐漸恢復，他也可以自己呼吸了，拿掉氣切管子後傷口就會自然癒合了，也不用特別縫合。

有些人害怕氣切可能會造成感染，其實不會，反而濃痰也可以從氣切口這裡出來。如果口咽內常常有東西卡在那個地方，痰要咳到嘴巴才有辦法清出來，當下如果有些腦傷受傷的病人，可能沒體力做到如此。因此，任何醫療的評估與決策，都是治療中相當重要的一環。

04

下咽癌——喉嚨卡卡，小心可能是癌症！

下咽癌在台灣是次於口腔癌、鼻咽癌、喉癌，位居第四位的頭頸部癌症。

由於下咽癌的早期症狀並不明顯，所以不容易早期時診斷出來，當患者就診時，常已達癌症的晚期；同時由於容易有頸部淋巴結及遠處的轉移，所以預後也較差。

下咽癌在台灣是次於口腔癌、鼻咽癌、喉癌，位居第四位的頭頸部癌症，但近二十年來，下咽癌的新診斷病例數逐漸增加，現已超越喉癌，上升到第三名。

下咽癌在男性身上發生的機率遠高於女性，且好發於五十至七十歲之間的男性。

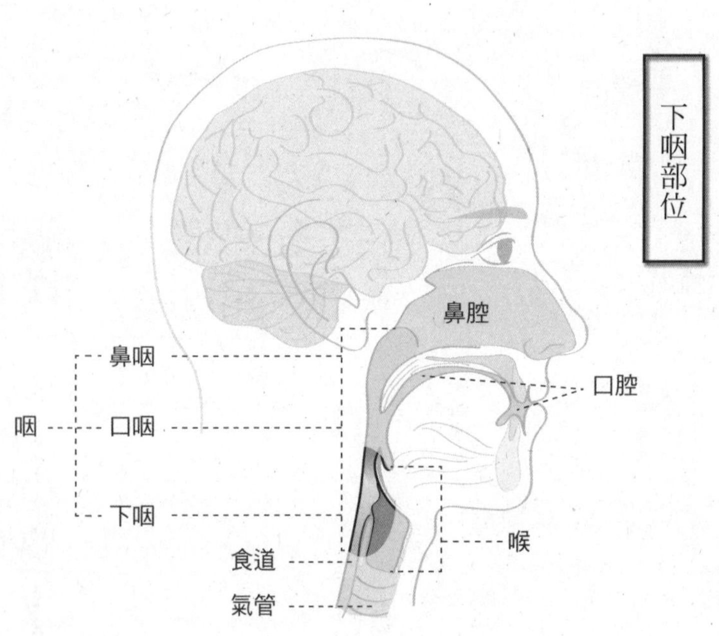

有這些症狀，不是單純感冒？

下咽癌的預後較差，主要是因為早期的症狀較不明顯，進展卻又相當快速，常常病患初次發生症狀到前來醫院就診時間的間隔，平均約只有四至六個月，主要快速進展原因可能下咽的空間不大，腫瘤稍明顯變大，即容易侵犯周邊頸部淋巴結。

因此，有將近八成左右的病患，在初次就診時，就已經有頸部腫塊、聲音沙啞、吞嚥困難及呼吸困難等晚期癌症的症狀，所以要特別留意幾種早期的症狀：

一、咽喉疼痛

這是一種常見的症狀，一般上呼吸道感染時，經常會有咽喉疼痛的情形發生，不過通常都會在一週內痊癒，當症狀持續超過兩週，甚至加劇，有些疼痛也會傳至耳朵，產生所謂的「輻射性耳痛」，所以當發現耳部有不明原因的疼痛，就要提高自己的警覺心。

二、咽部異物感

這也是一種非特異的症狀，造成的原因很多，通常都不會有吞嚥困難的現象，因此病患若是有咽部異物感，同時合併有吞嚥困難，若有聲音沙啞及呼吸困難，頸部腫塊等腫瘤通常都已是第三期或第四期的晚期癌症。

如果是發生在下咽的部位，患者可能就會出現一些聲音沙啞，或是發不出聲音的情況，只要聲音受到影響，通常就是有腫瘤長在聲門的地方，造成發音的影響。聲門有兩片，如果長了腫瘤，導致聲門無法密合，就會造成聲音沙啞，因此如果有漏音、聲音沙啞就需要留意一下。

通常只需要檢查聲門是否有正常震動，就可以判斷是否有罹患下咽癌的可能。如果說一整個聲門都沒有正常震動的話，醫師就會判斷是不是因為腫瘤導致神經受到影響，或是說有哪個部分受到影響，導致聲門無法正常運行，這些都是可以判斷的。

其實這些疑似的症狀，只要到耳鼻喉科進行內視鏡檢查就可以診斷出來，如果檢查後，就算沒有什麼問題，也可以讓自己比較放心。

下咽癌患者，可能會「失聲」

下咽癌的治療，有手術治療、放射線治療，以及放射線合併化療治療三種方法。早期的癌症可單獨使用手術治療或放射線治療，兩者通常都有很好的治療效果，晚期的癌症就必須以廣泛的手術切除，合併術後放射線治療加化療為主，這種方法雖然可將腫瘤徹底清除，不過發聲機能也將受到影響。

早期下咽癌尚未有真聲帶或環狀軟骨侵犯時，尚還可以實施部分咽喉切除手術，僅切除腫瘤部分，但仍可以保留喉部，在手術後發聲、呼吸以及吞嚥的機能上面，都不會有太大的影響。

但到了晚期的下咽癌腫瘤往往都會侵犯到喉部，所以在清除腫瘤時，連同喉部都要一起切除。手術後，病人的呼吸道與消化道會完全分家，頸部會有永久的氣切造口，負責呼吸功能；原本咽喉的位置將在皮瓣，重建後成為新的咽喉，負責吞嚥功能。手術後的患者被稱為「無喉者」，對生理及心理都會造成變化，所以雖然手術的治療效果較好，但多數病人仍會選擇能保留咽喉的治療方式。

廣泛的切除手術往往需要切除喉部，所以患者都會「失聲」，造成生活上許多不便，不過在手術後，醫師都會協助患者進行復健，使病患可以藉由其他方式說話。

下咽癌三年的平均存活率為百分之三十至六十，五年的平均存活率為百分之三十；而第一期與第二期的癌症的存活率，可以達到百分之九十以上。

下咽癌的危險因子不外乎還是吸菸、喝酒造成的，所以應該盡量避免這些致癌物。對於咽部感到疼痛，或是有異物感、聲音沙啞，以及頸部腫塊這些症狀，經過了兩個禮拜都毫無改善，就應該迅速至耳鼻喉科就診，進行徹底的檢查，早期診斷與治療。

【戰勝頭頸癌　門診案例】

五十二歲女性美髮師X因聲音沙啞發現下咽癌

這是一個五十二歲有抽菸習慣的女性美髮師，她沒有吃檳榔，喝酒也只是很偶爾的社交活動才會喝個幾口，她在美髮業上班，一開始也是因為聲音沙啞，覺得聲音怎麼常常「燒聲」、怪怪的，才來耳鼻喉科看診檢查。

下咽又更靠近喉嚨的下面一點點，因此在這個地方吞東西或是呼吸都會有影響，或是咽喉的疼痛，都是在這一塊下咽的部分。因為下咽剛好在口咽的下面，所以有時候下咽一腫脹，摸脖子也能感覺到怪怪的現象，如果頸部有腫塊或是聲音沙啞、吞嚥不舒服，也都可能是下咽癌的影響。

口腔外科大多都是手術治療口腔癌為主，其他部分或是比較深的咽喉部分，都屬於耳鼻喉科。耳鼻喉科的醫生使用內視鏡去檢查口咽、下咽及喉部位，其實很容易就看到口咽、下咽，還有喉部位的異常，所以有問題的話，幾乎都可以馬上發覺。

聲音沙啞的話，耳鼻喉科會去看聲門、聲帶，因為聲門通常是很對稱的密合。聲帶有兩條，需要密合才能發出扎實的聲音，吞東西的時候也需要密合，不然東西會掉進去，如果腫瘤卡在這個地方，可能會讓原本密合的組織歪掉，關不緊就會造成燒聲，聲門會有漏洞的意思。另一種可能是發炎，比如咽喉炎，發炎也會腫起來造成關不緊，用內視鏡檢查聲帶若震動的很正常，就可以比較放心了。

「醫師，我以後是不是會沒有聲音，不能講話啊？」這名女士緊張的發問。

「因為妳已經是下咽癌第三期，如果是進行手術的話，的確會影響說話；而電療併化療一起治療的話，只要腫瘤消除，就不會影響說話功能，不過會有電療及化療的副作用。」

在治療的部分，手術、電療跟化療的治療方式其實效果是旗鼓相當，這名女士因為已經侵犯到淋巴結，所以臨床分期為第三期，最後選擇接受電療合併化療。

因為若直接接受手術切除的話，說話功能可能會受損，咽整個都被手術切除掉，講話就會受影響或沒辦法講話，而電療合併化療若腫瘤只要全消了，說話功能就能被保全，當然接受化電療還是有其副作用，像是口水、分泌物變少等，或是吃東西味覺改變，吞嚥沒有什麼困難，但是會太乾，所以相對於手術，至少有機會將說話功能保護住，這個案例治療四年後，目前腫瘤屬於穩定狀態，沒有再復發了！

喉癌——只是聲音沙啞，竟然是癌病？

喉癌男生比例比女生較高，是因為頭頸癌男生比例本來就比較高，但主要不是來自於男生有喉結的問題，還是來自於暴露於危險因子，如抽菸、喝酒、吃檳榔等不良習慣。因此，整體上來說，男生比例較高，女生如果同樣的暴露在這些危險因子下，也是有機會罹患這些癌症。

喉頭是人類的發聲器官，由硬骨、軟骨和軟組織構成，位於氣管的上端，喉部的主要有三個功能：呼吸、吞嚥和發聲。

一旦發生了惡性腫瘤，這些喉部功能都會受到影響。

喉頭部位

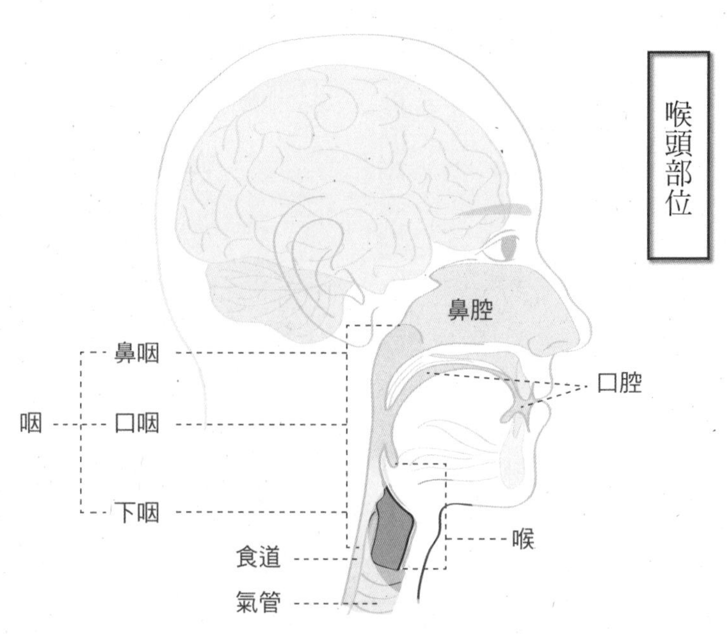

喉癌的三大因子：菸、酒、慢性刺激

喉癌是男性常見的癌症之一，它的發生率大約是男性癌症中的第十三位，佔頭頸部癌症的第三位，僅次於口腔癌與鼻咽癌。不過，近幾年來，女性罹患喉癌的比例有日益增高的趨勢，這個現象與女性吸菸人口上升有關。

喉癌男生比例比女生較高，是因為頭頸癌男生比例本來就比較高，但主要不是來自於男生有喉結的問題，而還是來自於暴露於危險因子，如抽菸、喝酒、吃檳榔等不良習慣，因此男生比例比較多，女生如果同樣的暴露在這些危險因子下，也是有機會罹患這些癌症疾病。

抽菸一直被認為是重要的喉癌誘發因素，香菸本身的刺激，加上內含焦油與致癌物質，都會引起喉部一系列的變化，從黏膜增生到引發癌症。飲酒方面，雖說酒精的攝取與喉癌的發生，也有一定的關係，但相較於抽菸來說，影響不是那麼大。但在聲門上區域的喉癌，和飲酒較有關係，或許這和飲酒時，酒精直接刺激聲門上區域有關。都市空氣污染且人多口雜，講話需要大聲，聲帶過度使用而造成喉部病變，這種慢性刺激可能和喉癌的產生也有關係。

喉癌治癒率高，易早期發現

早期症狀是持續性的聲音嘶啞，其他常見症狀有吞嚥疼痛、吞嚥困難、同側的耳部輻射性疼痛（由於喉部與耳朵由同源性的神經支配）等，晚期則會出現呼吸困難的症狀。上喉癌和聲門癌較易向頸部淋巴轉移，因此頸部常出現腫塊。

喉癌治療前腫瘤的大小、位置的評估，對病人的治療方式及預後的影響很大，一般可分類為聲門癌、聲門上癌及聲門下癌，其中以聲門癌最多，超過一半以上，也是最容易早期發現的，聲門上癌次之，聲門下癌很少；喉癌的治癒率很高，如果是聲門上的腫瘤很早就會出現聲音沙啞的症狀，一般說來，早期的喉癌病患有百分之八十的治癒機會，比較晚期的治療率就會降到百分之五十左右。

對於喉癌的檢查，一般在門診用的是間接喉鏡的檢查，這是由醫師用一支帶有長柄的小鏡子伸入嘴中，經由鏡子的反射，可以看見喉嚨腫瘤的位置及大小，有時需在喉嚨噴灑局部麻藥。如果不太容易檢查時，還可以用軟性纖維鏡看的更清楚，並不會有太大的痛苦；但是確定的診斷，還是要在開刀房內施行全身麻醉後，進行顯微喉鏡的檢查，再用鑷子夾出可疑的腫瘤部位組織，送到病理部門進行化驗，才可以證實。

大部分喉癌屬於鱗狀上皮細胞癌，如經證實為喉癌，醫師便會安排其他檢查，如胸部X光、電腦斷層掃瞄或核磁共振，以確定疾病的期別範圍。

放射線治療，保全喉部機能

關於喉癌的治療方式，與幾個因素有關：如腫瘤的實際位置大小，是否擴散、轉移；以及病人的職業特性、年齡，健康狀態差異而有不同的治療方式。主要有手術切除治療、雷射切除治療、放射線治療，以及化學治療或標靶藥物治療。

一般來說，如果腫瘤還小，還沒有造成一邊的聲帶固定時，可以進行開刀切除手術、雷射切除治療或做放射線治療，不過雷射切除治療或放射線治療能夠保留喉部的機能，而且存活率與手術治療相差無幾。因此，一般都先考慮雷射切除治療或放射線治療，如果治療失敗或復發時，再做手術治療。

所謂放射線治療就是用一定能量的放射線照射患部，以破壞腫瘤組織，對周圍的正常細胞只會造成輕微的傷害，在治療期間，會有皮膚乾燥、紅腫、嘔吐、噁心、疲倦等副作用，只要注意營養，並且充分的休息，就能很快的復原。

晚期手術切除全喉，才有痊癒機會

比較晚期的喉癌，若已發生聲帶固定，軟骨被侵犯時，則手術治療或再合併放射治療及化學治療，才可以醫治，其他少數只要做部分喉頭切除即可，仍然可以保留喉頭的功能。

不過，大部分的喉癌晚期要採取全喉切除手術，也就是把喉頭全部拿掉，此時口咽腔和氣管之間的通道被切斷了，空氣不能進出肺部，為了解決呼吸問題，必須在患者頸部下方開一個洞口，把氣管切斷口和頸部洞口縫合在一起，空氣就可以直接從洞口進出氣管到達肺部，這個洞口就叫做氣管造口，手術後傷口兩側會放引流管約三、四天，待每天的引流量少於十毫升（C.C）便可以拔掉，但是仍要暫時由鼻胃管灌食十天後才可以正常進食，只是必須由氣管造口處呼吸、咳嗽。

聲門癌初期，因為聲帶上沒有淋巴管，可以少有頸部淋巴轉移，但聲門上癌或聲門下癌則因淋巴豐富，所以淋巴轉移很快，除了接受全喉切除外，還要做甲狀腺、頸部淋巴甚至下咽切除，才能得到痊癒的機會；對於腫瘤範圍，深度更大的晚期病患，除了做全喉切除，頸部淋巴或下咽切除外，還需要接受術後放射治療及化學治療，才能得到更好的治療效果。

喉癌患者較常人有較高機會再患第二種頭頸部腫瘤，故治療後必須戒除抽菸以減少再患機率。喉癌患者也更需定期在門診複查，檢查項目包括全身理學檢查，氣管造口，頸部喉嚨及血液檢查，胸部X光攝影。如接受放射治療或部分喉切除之病患，則必須接受喉鏡檢查。

「無喉俱樂部」，重享生活樂趣

大部分開過全喉切除的病患，在手術後，都會因為呼吸方式與說話方式的改變，一時無法適應，不能超越心理上的障礙，而有心情頹喪、不安的現象；大多數的病患，在家人與醫護人員的協助下，都可以重回工作崗位，恢復正常的戶外活動與社交生活。

病患也能夠去參加「無喉俱樂部」定期的聚會，由醫師、語言治療師，以及護理人員介紹最新的醫療保健知識，並為病患做檢查的工作，病患們發現自己並不孤單，因為還有那麼多遭受同樣挫折的同伴，可以互相交換生活的經驗，互相鼓勵，重享生活的情趣。

宏佳醫師的「頭頭是道」

頭頸癌術後的「發聲」練習

說話，是人類表達感情最主要的方式，需要接受全喉切除的病患，常常因為害怕失去了聲帶，從此一生都無法說話，而拒絕開刀，延誤病情，喪失治療的機會。

近年來由於科技進步及手術方法改進，已逐步克服了手術後不能說話的困難，只要是神智清楚的人，接受語言治療師的指導後，都可以重新開始說話。一般採用的方法有三種：

第一種方法是食道語，將空氣注入到食道上方，空氣排出時，經過食道與咽部，引起這部位的肌肉收縮，振動黏膜及空氣柱，發出低沉的聲音，這個聲音，就叫做食道聲，只要做出平常說話的嘴部動作，就可以說出食道語。一般來說，學習食道語三個月，便可以說出三個字的短句，十個月後就可以流利的談話，但是約有一半的病人無法訓練成功。

第二種方法是採人工發聲器，幾乎每一個病人都可以使用，對於正在學習食道語，食道語音量不夠大聲，以及無法學會食道語的病患，都可以幫助發聲，主要採用的型式有：氣動式人工發聲器，以及電子式人工發聲器兩種，只要練習幾次，做出平日說話的嘴部動作，就可以說話了。

第三種方法是裝置幸保式發聲瓣來幫助發聲，裝置之前，醫師要先在病患的氣管及食道壁中間做一個小孔，兩天後，把發聲瓣放進孔中，固定好，說話時用姆指蓋住氣管造口，使肺部呼出的空氣通過發聲瓣，進入食道與下咽，空氣排出時，引起這部位的肌肉收縮，振動黏膜與空氣柱，就可以發出聲音。

這種氣管食道語學習的速度快，音量比傳統的食道語大，說的句子也較長，只是必須每天取出來清洗一次，取出時要立刻把一支備用的小管放入孔中，否則洞口很快會變窄。

【戰勝頭頸癌 門診案例】

七十歲伯伯Ｘ忽略聲音沙啞的警訊

個案是一個七十歲的伯伯，也是因為聲音沙啞的問題來就診，但因為年紀較大，伯伯一直認為聲音沙啞是因為年紀才會如此，所以拖了一段時間，持續維持聲音嘶啞這個狀態一陣子，伴隨著吞東西會有些困難，最後家人才把他帶過來看診，發現原來喉嚨部位有一個腫瘤。

喉癌是在聲門這個地方，所以腫瘤會長在聲門附近，附近指的是直接長在聲門上、聲門上面一點點或是在聲門、聲帶的下面。不過有一半以上的病人主要都是長在聲門上，伯伯腫瘤也是長在聲門上。

如果喉癌可以早期發現，現在有一些雷射的方式，可以直接把腫瘤切除、打掉即可。只是說都要有個切除的安全範圍，但喉嚨本來的空間就少，如果要在安全範圍，往往需要將整個喉嚨切除掉。

之前的外科手術都是直接將喉嚨整個拿掉，到後來有一些其他治療方法，才出現雷射的方式，可以直接從口腔進去局部切除，變成手術完功能依舊可以保持住，不會像傳統手術完，喉嚨通通切除掉了，當然也因為這樣，雷射比較沒有所謂的安全範圍，所以雷射完要輔以放射治療加強，如果分期比較晚期，同時也需要加上化學治療。

這個老人家因為有很強的主見，不希望手術之後喉嚨就不見，所以接受用雷射方式直接切掉腫瘤，最後再加上放射治療。

另外，因為分期比較早期，所以只要加上放射治療即可，現在老人家的復原情況良好。所以治療上，還是會幫病人考量生活層面上的品質，評估是否有機會保住病人的吞嚥及說話功能，做出最合宜的治療計劃。

鼻腔癌——以為是感冒症狀，癌症卻已找上門！

「醫生，我最近常會流鼻血，而且有鼻塞、耳鳴的現象！」經過詳細的檢查之後，診斷出他得了鼻腔癌！

原來，鼻腔癌的原發位置在鼻腔內的空間，患者通常不會感覺到疼痛，也不會感到異常，所以當病患前來就診的時候，通常已經是癌症晚期了。

鼻腔癌及鼻竇癌並不常見，只有佔頭頸部癌症的百分之三而已，在全身癌症的比例更少於百分之一，所以比較不會引起大家注意。

因此，對於醫師和病人本身而言，在診斷及預防上面，有時候需要高度的警

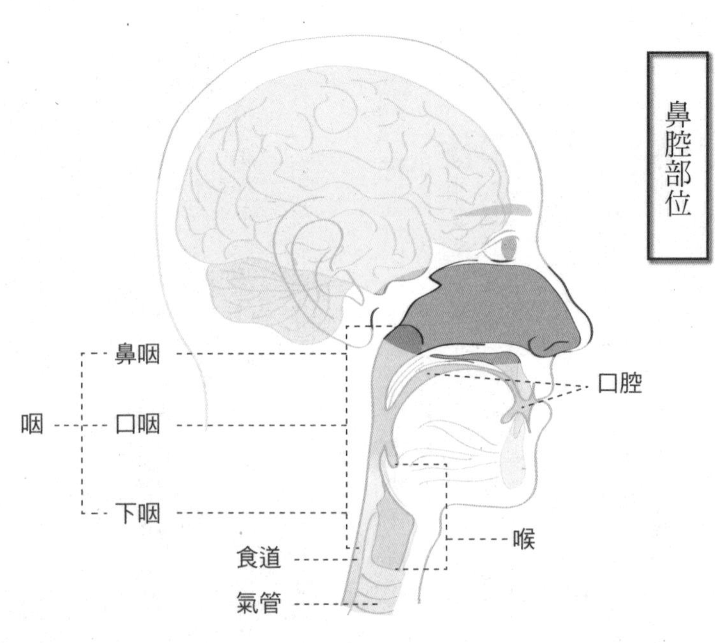

覺心，才能早期發現。

鼻腔癌的兩大症狀：鼻出血、鼻塞

鼻腔癌指原發於鼻腔內的惡性腫瘤，多見於鼻腔外側壁，主要與遺傳因素、病毒感染、慢性炎症刺激、接觸致癌物等環境因素有關。

繼發性鼻腔癌多來源於鼻竇，發生於外鼻、眼眶、鼻咽等處的癌腫，在晚期也可能侵犯鼻腔。

鼻腔或鼻竇本身是一個空腔，所以在早期症狀往往不明顯，譬如最常見的單側鼻塞、鼻涕有血絲等等，和一般人常患的鼻炎、鼻竇炎症狀類似，但特別要小心的是，若鼻分泌物帶血絲斷斷續續持續一、二星期，最好請耳鼻喉科徹底檢查一下，此外顏面上的疼痛，若是感覺到有些異常，亦是常見的症狀。

假使到了顏面變形、眼球膨出或運動失常、複視（看東西有兩個影子）、牙關緊閉，此時，腫瘤往往已是十分巨大了！

少數生長在深部鼻竇的腫瘤會出現頭痛或神經痲痺等症狀，另外，有百分之十五的病患在求診時，有出現頸部淋巴腺腫大的現象。

鼻咽癌難察覺，這些常見症狀需留意！

「醫生，最近我聽別人說話，感覺耳朵好像隔一層膜欸！」一位男性走進診間苦惱地說，覺得自己的聽力變差了，經過詳細的檢查之後，卻診斷出竟然得了鼻咽癌！

原來，鼻咽癌的原發位置在鼻腔的後頭，所以當腫瘤還是小小的時候，患者通常不會感覺到疼痛，也不會感到異常，所以當這名男性前來就診的時候，此時癌症已經相當晚期了。

鼻咽癌是台灣男性癌症發生率的第十位，死亡率的第九位，各年齡層皆有可能罹患，但以四十歲為高峰。發生的原因至今仍不清楚，只知道「遺傳」是一個十分重要的因素；其次，環境因子、醃漬或煙燻的食物，或是燒香與抽菸都可能造成鼻咽癌。

人體有耳咽管，耳朵跟鼻咽是相通的，因此當鼻咽有問題，這邊會被堵住，導致耳鳴發生。當然鼻水、鼻竇炎這些都有可能發生，所以這些問題不是那麼專一，需要特別留意。反覆的鼻竇炎也有可能造成鼻咽癌，就像前面所提，身體各部位的反覆發炎情況，就有可能讓細胞癌化，增加罹癌的風險。

在鼻咽癌的症狀中，最常見的是上頸部淋巴結腫大，這是癌細胞轉移到頸部，導致一群或數群淋巴結腫大所致。淋巴是保護我們身體的器官，所以當患者淋巴結腫大時，會去區分是否為良性，比如感冒的時候，喉嚨會摸到淋巴結腫起來，可能是發炎或感染產生，但如果有摸到淋巴結腫塊，或是脖子可能整個腫起來，也有可能會是惡性的，就有可能是鼻咽癌、口腔癌，這些部位都會從這邊腫大。

再來，另一個較為常見的症狀是鼻塞或流鼻血。鼻咽的地方容易出血，因為微血管比較薄，如果流鼻血只是一次、偶爾出血，那就不一定是癌症，但如果常常都會流鼻血，這就需要小心留意。

流鼻血有些是血小板和凝血功能的問題，那麼除了流鼻血外，有時候刷牙，發現牙齦也會出血，或是肢體有黑斑、紫斑，這就可能是全身性的症狀，血小板過低或凝血功能不好，此時就可以判斷不是鼻咽癌。這些狀況到醫院做檢查，大部分都可以用肉眼、內視鏡就能幫忙排除掉了。

其餘的症狀，比如查不出原因的偏頭痛、聽力障礙或是產生耳鳴的現象，由於位置的關係，鼻咽癌早期診斷並不容易，症狀也不具特異性。因此大多數病人診斷時，腫瘤已是第三、四期。

唯一的辦法是大家提高警覺，有上述的症狀之一，並常常發生者，應找可靠的醫師檢查。

佳宏醫師的「頭頭是道」

菸酒檳榔都不沾，為什麼還是得癌症？

「醫生，我沒有抽菸、喝酒、嚼檳榔啊，為什麼還是會得到鼻咽癌？」

這就是鼻咽癌與其他頭頸癌不同的地方。目前發現的EBV病毒，其實我們大多數人的身體都曾經感染過，因為它跟皰疹病毒雷同，所以其實我們都有得到過這個病毒，只是人都有免疫力會有病毒抗體。有抗體的正常狀態下，免疫力都會把它控制住，一旦人的免疫力變差，就會導致病毒入侵。

所以我都會告訴病友，鼻咽癌跟自己的免疫力的關係比較大，可能是生活作息導致，像是熬夜、壓力大，潛伏在身體裡的EBV病毒就發病了，所以睡眠真的是相當重要的一件事。

醫師也是鼻咽癌患者？

最近這幾年發現，好幾個醫師都是鼻咽癌的病患，像是我的國防醫學院的同學，今年剛好四十歲，在某一天摸到脖子有一個腫塊，檢查之後發現也罹患了鼻咽癌。

一般看到脖子部位有腫起來，摸到一．五公分到兩公分大小的腫塊都還有可能是良性，然而一旦超過兩公分時，通常是淋巴結腫大，就有可能是惡性腫瘤，淋巴結與腫瘤廝殺後變得腫大，因此就要透過耳鼻喉科醫師用內視鏡檢查做切片，看看有沒有腫瘤的存在。

對耳鼻喉科來說，鼻咽是最方便的檢查，有沒有問題看黏膜就知道了，只要覺得怪怪的，做個切片馬上就可以知道結果。不過脖子如果腫起來，淋巴結受到侵犯，通常都是已經第三期、第四期的狀況了。

治療的方式要回歸到TNM分期，淋巴結有受到侵犯的話，分期就已經到了第三或第四期了，需要透過電療或電療合併化療治療。這位醫生一開始診斷就到達第四期，後續幫他做了電療合併化療，因此，平日盡量還是不要太勞累，留意身體的警訊。

這位醫師是名外科醫師，因為後續又回到工作崗位，幫病人開刀，日以繼夜投入繁忙緊湊的醫務，所以癌症又復發了，經過持續治療雖然病況保持穩定，但我還是建議他需要適度的休息，才可以將病況穩定控制下來。

你我他，都曾感染的EBV病毒！

研究發現，EBV病毒與鼻咽癌有密切的相關性，現在診斷時，也會測一下EBV病毒的病毒量，一般來說，如果有得過EBV病毒的話，抗體就會呈現陽性，因此主要是檢測EBV病毒量的部分。

HPV則是測抗體而已，呈現陽性或陰性，因為這不是每個人都會感染的。而EBV病毒量就可以拿來當作鼻咽癌腫瘤指數，像有些病人一測病毒量就好幾萬，這個數值相當高，一般正常的病毒量應該為零。雖然每個人都得過，但因為我們都有抗體，所以一般都會測不太出來，EBV病毒不僅僅會產生鼻咽癌，跟淋巴癌及類淋巴上皮肺癌也有關係。

所以才說，反覆感染的情況，都有可能造成細胞癌化，像是胃潰瘍的幽門螺旋桿菌，也會造成淋巴癌。

佳宏醫師的「頭頭是道」

施打HPV疫苗，預防菜花、口咽癌！

研究證實，造成頭頸癌的原因，以檳榔、菸草、酒精的相關性最大，不過，也有病患本身不抽菸、不喝酒，也不吃檳榔，卻罹患了頭頸癌的情形。

根據目前國外最新的研究報告發現，人類乳突病毒（HPV）不只是和子宮頸癌有關，同時也跟頭頸癌的形成有著一定的關聯性。

HPV是一種生長在人類皮膚和黏膜組織，不論男女都有可能被感染的常見病毒。感染後的民眾，罹患口腔癌、口咽癌的風險會增加二十二倍。但至今還是很多人都以為HPV是女性才有的疾病，這是錯誤的觀念，事實上，HPV也會讓男性罹患菜花、頭頸癌等相關疾病，甚至會透過性行為傳染給另一半。

HPV疫苗是用生物科技製造出來的類病毒微粒，激發人體的反應，產生可以對抗HPV的抗體。不只是女性也可以施打子宮頸癌疫苗，男性也可以施打四價跟九價的HPV疫苗，預防菜花、癌症等疾病發生，減少性病交叉感染的發生。

【戰勝頭頸癌　門診案例】

四十歲小學教師X誤把鼻腔癌當成鼻竇炎

鼻腔這邊的腫瘤，常見的症狀比較像鼻塞、鼻竇炎，有時候會被誤會為鼻炎，即使鼻涕會有一些血絲，有些人也可能覺得是擤鼻涕太大力了，造成微血管破裂，反而被人忽視。

這名案例是一名四十歲的國小老師，因為是過敏體質，所以她也把前述的症狀當作是一般的鼻炎、鼻竇炎，或是天氣變化造成的過敏現象。但因為是老師的關係，如果感冒或是生病都會影響到教學成效，所以對於一些症狀通常會相當在意，以為自己有鼻竇炎，才找了耳鼻喉科看診。

為什麼現在耳鼻喉科診所的病人會如此之多？因為有問題時，即使只是感冒，去找耳鼻喉科醫師檢查一下，心裡也會比較放心。

有的時候耳鼻喉科醫師沒有辦法簡易區分這些部位的腫塊時，就會去做切片看看是否有問題，後來發現病理組織是一個鼻腔的腫瘤，鼻腔的腫瘤只要清除掉就沒問題了，由於她在早期的時候就發現了腫瘤，所以單純手術切除後，就沒事了。

鼻腔癌的症狀跟很多感冒、鼻竇炎雷同，不是那麼專一性，不過，感冒、鼻炎、鼻竇炎，只要經過一段時間通常就會改善，如果是持續較長的時間，持續一、兩週以上都一直沒好，一樣需要找耳鼻喉科醫師檢查一下。

因為鼻竇炎、鼻炎會影響到顏面神經，所以有時候顏面會感受到異常，這些也都會有影響。因此，這些症狀也要考量是不是在鼻腔上，有一些鼻腔腫瘤的部分，要特別留意。

【戰勝頭頸癌 門診案例】

二十歲大學生X長期熬夜造就鼻咽癌

鼻腔的後面就是鼻咽，咽部就是靠近脊椎後面這部位，鼻咽癌會特別從頭頸癌移出來談，因為它的致病因子跟其他頭頸癌比較不一樣，抽菸、喝酒、吃檳榔是頭頸癌的大宗，但對於鼻咽癌來說，他們可能沒有抽菸、喝酒、吃檳榔，一樣會罹患此癌。

EBV病毒對鼻咽癌來說的影響比較深。

另外頭頸癌早期大多以手術為主，鼻咽癌不是以手術為主，而是以電療，或是電療加化療為主，當然也跟它的組織結構有關，因為鼻咽在顱底的下面，如果要手術可能會有困難度，或是讓腫瘤反而往上，延伸至腦部。

癌症的成因廣義的講，基因佔百分之二十、後天環境佔百分之八十，後天環境當然包含了飲食習慣、行為習慣、壓力大、免疫力不好等問題。這個鼻咽癌的案例是一名二十幾歲的男大學生，一開始是流鼻血來耳鼻喉科就診，流鼻血也算是好事，因為一直流，有了症狀才會提早來耳鼻喉科就診。

因為他比較年輕，耳鼻喉科醫生對於流鼻血這件事感到疑惑，還是有用內視鏡檢查，照下去發現鼻黏膜的厚度就跟一般人不一樣，做了切片證實是鼻咽癌。

不過因為流鼻血是比較明顯的症狀，可是鼻咽癌有一個很大的族群，是不會流鼻血的，直到脖子腫起來才發現是鼻咽癌，而當脖子腫起來時，通常就跨到第三期、第四期了。

像這個案例，因為早期發現只要做電療即可，原則上電療都需要三十幾次，主要劑量可能都要達到六千到七千的輻射劑量（cg）。這名二十幾歲的大學生並沒有抽菸、喝酒，但是因為常常熬夜、晚睡，鼻咽癌跟宿主免疫力之間的關係比較大，所以充足睡眠真的是很重要的一環。

如何預防鼻咽癌再度復發？通常都會告訴病人，必須重新反思一下，日常生活有沒有哪裡需要去做改變？如果說原來的生活習慣模式依舊，還是很容易復發，因為疾病就是在這種環境下造成的！

鼻咽癌只要早期發現，通常預後狀況都蠻好的，就是需要盡量避免再復發。跟頭頸癌比較不一樣，頭頸癌的復發可能在局部，但鼻咽癌的復發，往往就是跑到遠端去了，因此不得不慎。

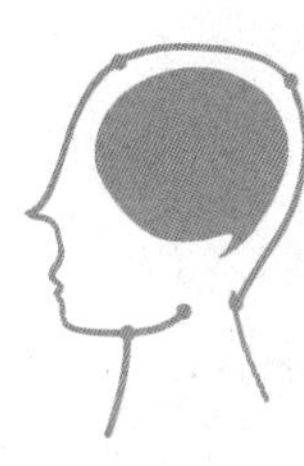

「首」護健康，安心醫療——
早晚期頭頸癌的治療方式

Part 02

頭頸癌還是以手術為主，如果是癌症晚期，手術後還得輔助做電療、化療的程序。

一般來說，我們如果評估可以手術，就是指在外科開刀的過程，可以把它清乾淨，相反來說，如果沒辦法開乾淨，指的就是沒辦法開刀，此時就只能做電療、化療了……。

不用開膛剖肚，也能全身看透透——頭頸癌的檢查方式

頭頸癌的解剖構造及組織成份複雜，因此使用核磁共振可分辨骨頭、肌肉，軟組織、血管及神經組織被侵犯之深度。聲帶或喉頭癌，因為部位小又容易動，所以需要不受影響的檢查，採用電腦斷層檢查較為合適，然而主要檢查還是由自己的主治醫師決定。

一般醫師要檢查是否有頭頸癌的症狀，基本上會透過內視鏡查看表面有沒有異常的變化，如果說要確診的話，就一定要有病理報告再次確認，因此如果發現了問題，就一定會跟病患建議進行切片檢查。

頭頸癌分期

內視鏡只看一些比較表面、表淺的部分，如果想要確定更深層的地方，有沒有淋巴結腫大等異狀，就需要借助一些影像，比如電腦斷層、核磁共振等儀器，檢查比較深層的部分。不過，在前一章提到口腔黏膜破洞等症狀，只要透過最簡單的內視鏡就可以得知了。

前一章節有大略提到癌症分期的方式是用TNM來評估，T指的是腫瘤的大小；N就是看有沒有侵犯到淋巴結，當然淋巴結還有分有沒有影響到兩側等，而M的話就是看它有沒有轉移到其他器官，用來區分癌症期別。通常頭頸部的病人一發現罹癌，約有五、六成的病人都會跨在第三期、第四期。

一般腫瘤講的第四期，通常都是癌細胞已經遠端轉移到其他部位，但是頭頸癌的第四期（4A、4B），還是只有在局部的地方，不一定會有遠端轉移的情況。當病人是經由淋巴結腫大而確診的，因為淋巴結受到影響，通常就會跳到第三、第四期，大概都已經是癌症晚期了。

◆簡易頭頸癌的癌症分期方式：TNM評估

頭頸癌分期	T	N	M
第零期	原位癌	無侵犯到淋巴結	無轉移至其他區域
第一期	小於或等於兩公分	無侵犯到淋巴結	無轉移至其他區域
第二期	大於兩公分，但小於或等於四公分	無侵犯到淋巴結	無轉移至其他區域
第三期	大於四公分	小於或等於六公分的頸部淋巴結轉移	無轉移至其他區域
第四期	侵犯到鄰邊組織（食道、甲狀腺、環狀軟骨）	大於三公分的頸部淋巴結轉移	出現遠端轉移至其他區域

腫瘤跑掉了？——MRI、CT讓你一目了然

使用核磁共振（Magnetic Resonance Imaging, MRI）或是電腦斷層檢查（CT）

可以了解腫瘤以及淋巴腺侵犯的情況。

人體有百分之七十是由水所組成，所以氫原子的含量豐富。而核磁共振就是利用磁場和電磁波偵測人體內的組織，讓體內的氫原子跟磁場作用，讓氫原子在水、病變組織、腫瘤等等不同環境下，呈現不一樣的波序，醫師便可以診斷病患體內是否異常。

MRI是三度空間斷層成像，所以容易找出病變的位置，提供醫師診斷以及治療方針的參考，再加上MRI沒有輻射、非侵入性的檢查，所以被廣泛利用在癌症、心血管的檢查上面。

然而，它的缺點就是造影的時間較長，對人體移動比較敏感，若病患不小心移動了，就會產生偽影，影響醫師的判斷；另外，心律調節器、金屬性人工心臟瓣膜等會受到磁場的干擾，因此不適合身體內部有金屬植入物的受檢者。

電腦斷層檢查（Computed Tomography, CT），也算是一種X光攝影。利用特殊的X光線環繞在病患的身體部位，之後再經過電腦處理，將拍攝到的器官、組織的橫截面圖片；這些平面的圖片合在一起，就形成了立體的圖像，所以哪裡出現問題都可以一目了然。

不過，在電腦斷層檢查中，雖然可以輕易看見骨骼等細密的物質，但是軟組織卻顯示不清。所以，為了清楚地辨識這些軟組織，患者在接受電腦斷層掃描前，要先使用一種特殊的物質——顯影劑。

顯影劑可以阻止X光穿透軟組織，在照片上呈現出明顯的白色區塊，沒了它們的干擾，便能清楚的看見血管、器官，和其它構造。

針對患者檢查的區域不同，會有不一樣的攝入方式，像是將顯影劑注射在手臂的靜脈血管中，便可讓血管、尿道、肝臟等在圖像中清晰顯現；想要檢查胃部、食道時，就需要利用口服的方式；若想要觀察腸道的情況，就需要採用灌腸的方法，將顯影劑從肛門灌入直腸內。

有一點要注意的是，病患檢查完後，都必須大量喝水，幫助腎臟將顯影劑排出體內。因為顯影劑可能會對腎臟造成傷害。

頭頸癌的解剖構造及組織成份複雜，因此使用核磁共振可分辨骨頭、肌肉，軟組織、血管及神經組織被侵犯之深度。聲帶或喉癌，因為部位小又容易動，所以需要不受影響的檢查，採用電腦斷層檢查較為合適。

肺、肝、骨頭常見轉移部位，檢查遠端轉移的三種方式

肺、肝、骨頭是最常見的轉移部位，利用胸部X光、腹部超音波，以及骨頭掃描，可以檢查出腫瘤是否有肺、肝、骨頭遠端轉移的現象。

藉由X光對人體各種組織的不同穿透性，將胸腔原來的結構投影在一張平面的X光片，主要是偵測胸部是否有病變的檢查。

胸部X光通常只照正面的影像，所以在檢查之前，通常會將病人的胸膛貼近偵測器，X光就從背後往前照射取得影像。由於胸部X光的影像是由多種器官重疊所形成的影像，當重疊的部分有異常時，就很難看得出來，所以有需要的時候，就會改變照射的方向。

腹部超音波能透視腹部裡的器官，檢驗是否長了腫瘤。腹部是人體胃、腸、肝、膽囊、胰、脾、腎等重要器官的所在，若有異常時，對人體健康影響很大。因此，腹部超音波的重要性，在於可一次了解許多腹部臟器的結構，包括肝臟，膽囊，胰臟，脾臟，腎臟，以及附近血管。

一般來說，腹部超音波可做為第一線的檢查，如有疑問，再依情況安排電腦斷層、核磁共振，或者是其他侵入性檢查，以確認病情，是健康檢查的一大利器。

骨骼掃描是一種非侵入檢查，可早期發現腫瘤轉移。此檢查是從靜脈注射少量的核醫檢查製劑，對於偵測骨骼轉移有相當高的敏性，可進行全身掃描，對全身無症狀的各個部位進行檢查，所以十分適合做為骨骼轉移的篩選。

對癌症患者來說，做骨骼掃描的原因只有一個，就是要確定是否有骨轉移！一般來說，會懷疑骨轉移的原因，大多數是因為出現了骨痛，但是反過來說，一旦出現骨痛，就一定是骨轉移嗎？那可不一定。

除了骨轉移癌，骨病、骨質疏鬆、關節和骨頭疼，或是勞累、結石等原因，也會出現骨痛症狀。

【戰勝頭頸癌　門診案例】

退休的高階主管X電療併標靶治療，腫瘤全消

這位七十八歲的男性已經退休的年齡。退休之前在一般公司上班，擔任主管，因為是管理職，除了業績跟管理人的壓力，還要常常交際應酬。

「而且，有時候跟大夥兒一起抽抽菸，還可以拉近同事之間的距離啊！」主要是有抽菸的習慣，菸齡大概有三、四十年了，因此聲音沙啞，一開始還以為只

是菸抽太多，導致的菸嗓。直到某一天聲音變得沙啞到說不出話，才來求診。

經過檢查之後，確定已經罹患了下咽癌，甚至影響到了兩側的淋巴結，所以臨床分期為下咽癌第四A期，第四期不是遠端轉移，而是淋巴侵犯較多，就會將他分類在第四期A或B。

這樣的情況下，通常會聯合外科醫師進行評估，討論是否可以進行手術切除。外科醫師查看過病歷，確定可以進行手術，並且輔以電療和化療，但伯伯本身並不想要做手術，因為顧慮到手術完就沒辦法講話。

我們都可以理解病患的顧慮，所以會在總體評估之後，跟他分析不同的治療利弊，請病人確定接受何種治療。不過，伯伯不接受手術治療，因此只能接受電療和化療，然而，化療因為年紀過大，加上健保有給付標靶的藥物，所以最後決定讓伯伯接受標靶治療加上電療。

電療就是以一般正常的程序，大概照三十幾次，合併打標靶治療共八次。一般從電療最後一天之後算起，隔一．五個月到兩個月之間，再來一次影像檢查進行腫瘤比較。

之所以會提到這個案例，是因為這個伯伯做完電療加標靶治療之後，影像檢查結果幾乎腫瘤全消除了，所以在下咽和咽喉這個地方，使用標靶治療的效果都蠻不錯的，還是有機會消除所有的腫瘤。

這名個案屬於第四期，近兩年內算是高危險復發族群，因此，在第四期的治療後續都會建議服用口服化療藥物維持治療，伯伯也有按照指示，持續地早晚服用各兩顆化療藥物，長達兩年，目前腫瘤狀態十分穩定，直到現在已經四年多了。

癌症這麼治，腫瘤無影蹤！

所謂的「治療鐵三角」，指的是開刀、電療和化療這三件事。除了鼻咽癌以外的頭頸癌，對應的治療方式，如果能夠選擇手術的話，盡量還是會建議病患進行手術切除，因為開刀的效果會比較好。

醫師在評估頭頸癌治療計劃時，大多都是以手術為主，如果病患的病況已經在第三期、第四期晚期的話，手術完還得輔助做電療、化療的部分。

一般來說，如果評估病患的情況是可以手術，就是指在外科開刀的過程，可以把它清乾淨；反之，如果沒辦法將腫瘤清乾淨，指的就是沒辦法開刀，此時就只能做電療、化療。

早期一定要開刀嗎?

所謂的「治療鐵三角」,指的是開刀、電療和化療這三件事,化療現在有很多藥物,比如說標靶藥物等。至於早期是否一定要開刀,這個答案是肯定的,即使是第三期、第四期,只要外科評估可以開刀,醫療的首選一定還是開刀。

因為至今還是沒有比較好的藥物治療方式,因此能手術還是要手術。目前亦有術前輔助(neoadjuvant)化學治療,其優點在於可將腫瘤縮小,手術較易切除,可早日消除微組織轉移(micrometastasis),加上在化學治療過後的腫瘤,在手術後較不易轉移。但還是有其缺點,若化學治療無效,則可能耽誤手術之時機,另外,做過化學治療的病人,身體狀況會較差,手術後引發副作用的機率可能較大。

一般來說,治療完後的復原程度都還蠻理想,在治療後兩年的期間內,屬於高復發期,如果治療後兩年穩定後,復發的比例就會比較少。

量身打造，不同癌症用不同方法治療

在口腔癌的治療上，如果能夠開刀就盡量以手術為首要選擇，並且視情況加做頸部淋巴清除手術；而下咽癌、口咽癌早期就能採用電療加上化療，跟手術相比，治療效果是相同的結果。

口咽癌晚期則是以手術治療並用術後放射治療，下咽癌晚期就要進行全喉切除手術，以及頸部淋巴廓清術、術後放射線治療。

因為如果早期就進行手術切除，喉嚨就會被拿掉，病患的器官會馬上受損；若是採取電療和化療，如果反應還不錯，至少還能保留器官和功能，但腫瘤如果侵犯到大血管附近，也許先接受手術治療，可以避免當腫瘤侵襲到大血管，而造成大出血的生命危險。以上，都需要醫師針對個別情況，做臨床上的評估。

至於喉癌，早期以放射線治療可以保存喉部功能，達到器官保留的目標，如果進行功能性手術，如雷射切除就可保存重要的功能（呼吸、吞嚥、發聲等），若已發生聲帶固定、軟骨被侵犯，則需要進行聲門上喉切除術、環狀軟骨上喉切除術、喉近全切除手術或是全喉切除手術等，切除的範圍愈大，喉部功能就越難保存，手術之後需要再合併放射線治療。

其他少數的患者，只要做部分喉頭切除即可，仍然可以保留喉頭的功能，但大部分的晚期喉癌要做全喉切除術，也就是把喉頭全部拿掉。唾液腺癌則以手術治療為主，若為惡性則需併用術後放射線治療。

醫師在制定治療計劃時，原則上是按照上述的方法，但還是要考慮到癌症病變的位置大小，以及有無頸部淋巴轉移，每個病患的個體狀況都不一樣，所以醫師還是會按照病患本身的情況進行調整，決定出最適當的治療計劃。

頭頸癌的治療雖說是以耳鼻喉頭頸外科為主，事實上，還會有整形重建外科、復健科、口腔外科、牙科、放射腫瘤科、腫瘤科、個案管理師，以及營養師進行輔佐，為頭頸癌的病患提供完整的服務。

放療將腫瘤縮小，以利手術切除

放射治療基本是以高能量的 X 射線殺死癌細胞，在治療時，除了消滅癌細胞，周圍的正常細胞也會受到影響，所以都會針對個別的病患，選擇適合他們的治療計劃以及劑量，可以有效控制腫瘤，同時也盡量減少輻射對正常細胞的破壞。

放射治療可以將腫瘤縮小，讓腫瘤在手術的時候更容易切除，就算病情已經嚴重到無法根治，放射治療也可以為病患舒緩症狀，以及減輕痛楚。不過，放射治療也有它的副作用，像是疲倦、嘔吐、頭髮脫落、皮膚會變得乾燥、口水變少、黏膜乾燥等。

每種治療方式各有各的好處和缺點，因此評估上，可能得先確認腫瘤有沒有過於接近大血管，如果此時接受電療、化療，時間一旦拖長，反而會有不良後果的話，就得趕快進行手術，避免腫瘤慢慢變大而破裂，因為頭頸癌一旦大出血，很容易就會危及生命。

因此，頭頸癌還是以手術為主，如果三、四期晚期一點，手術完還得輔助做電療、化療。一般來說，如果評估可以手術，將藉由外科開刀的過程把腫瘤清除乾淨，相反來說，如果沒辦法清除乾淨，指的就是沒辦法開刀，此時就只能退回到電療、化療的方式。

以現行的醫療技術來說，儘管藉由各種治療可以讓病患增加存活率、減輕痛楚，但終究還是會傷害到身體本身，因此老話一句：「預防勝於治療！」遠離菸、酒、檳榔等罹患頭頸癌高度危害因子，才是上上之道。

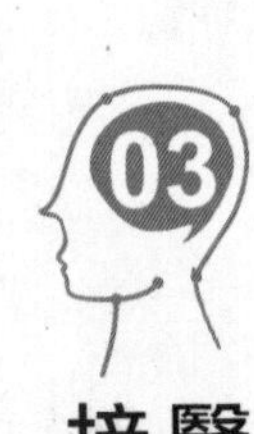

醫師，我可以進行化療嗎？——接受化療須注意的事項

化學治療的作用即在破壞細胞的成長，使細胞死亡。並非所有化學藥物對細胞生命週期皆有破壞作用，所以常需要合併使用多種化學藥物，以期能夠殺死更多的癌細胞及避免抗藥性產生。之所以使用化學治療的目的，則是希望可以緩解病患的症狀、控制疾病，以及消除腫瘤。

目前標準的晚期頭頸癌治療模式，大多採取手術之後，搭配進行電療和化療。比如說，在手術完成之後，進行同步化療跟電療（Concurrent Chemoradiotherapy, CCRT），算是一種術後加強治療。

CCRT是在放射治療的時候，合併使用化學治療，目的是為了增加放射治療的效果，提升腫瘤局部的控制率，在加上接受合併化學及放射治療，就有機會保留原有器官（例如咽、喉等）的功能，因此很多癌症的治療都會採用這個方式。

年紀大、聽障者，不適合化學治療！

Bio-RT指的是一種標靶藥物（Cetuximab，商品名為Erbitux®）合併電療，這種標靶藥物使用在口咽、下咽、還有喉這三個部位，適用於局部晚期，也就是第三期、第四期的病人。

病人年紀若大於七十歲、腎功能不好（Ccr < 50ml/min）、聽力障礙者（聽力障礙定義為500Hz、1000Hz、2000Hz，平均聽力損失大於二十五分貝），或無法耐受鉑金類化學藥物治療等，不適合打化療者可以申請Cetuximab，每週使用一次，全部療程以接受八次輸注為上限。（依據健保局「藥品給付規定」修訂規定第九節抗癌瘤藥物Antineoplastics drugs）

Ccr指的是腎功能的評估（醫學中BUN也是指腎功能），Ccr小於五十代表腎功能不好，正常可能在六、七十以上，小於五十表示它腎功能低到一個程度，可能就不適合打鉑金化療，因為化療會直接影響腎臟功能跟聽力功能。

因此，如果病人聽力有障礙，也會被評估無法耐受這種藥物，就需要使用到標靶藥物。

化療併電療，病患負荷大

每個細胞都有生命週期，不同時期有不同的成長與分化；化學治療的作用即在破壞細胞的成長（即分生），使細胞死亡。然而，並非所有化學藥物對細胞生命週期皆有破壞作用，所以常需要合併使用多種化學藥物，以期能夠殺死更多的癌細胞及避免抗藥性產生。

之所以使用化學治療的目的，則是希望可以緩解病患的症狀、控制疾病，以及消除腫瘤。

化療是使用一種鉑金的化學藥物，傳統化療處方每三個禮拜打一次，一次打一百mg/m2，有效的證據等級是一，而一是最強的，雖然有效但是副作用也比較大，而且要同時做電療，對病人本身負擔很大。這種藥物不適合年紀大的病人，因為它會有一些腎毒性、聽力毒性的副作用。

另一種低劑量鉑金藥物處方，一次打三十五至四十 mg/m2，有效的證據等級是2B，以手術後八週，也就是兩個月的時間來看，化療是每個禮拜打一次，剛好八次；電療則是需要照射三十幾次，從星期一到星期五，一週照五次，六、日休息，大概也需要七到八週，因此電療和化療是同時進行，這對病人來說是很大的負荷。

化療副作用，嘔吐這樣化解

化療分成高劑量的鉑金藥物和低劑量的鉑金藥物，低劑量的副作用就會比高劑量還要小一點，只是施打的頻率會比較高一點，必須每週都要去醫院報到。

「用化學藥物治療，是不是會掉髮啊？」一名長髮及腰的女生聽到要化療，有些擔憂地問，畢竟是愛漂亮的花漾年紀，有這個顧慮是正常的，這也是許多病患想要知道的問題。

關於病人會不會掉髮的問題，其實是跟要施打的化學藥物有關係，而鉑金藥物一般是不會掉髮，至少不會全部掉光。

「醫師，我常常看到新聞說，化療的副作用會一直吐，有其他沒有副作用的方法嗎？」

鉑金化學藥物是高致吐性化學藥物，會刺激大腦的嘔吐中樞而導致噁心、嘔吐的現象。通常在化療後，病患很快就會開始嘔吐，所以這也是病患在接受化療時最擔心的副作用。

因此，止吐劑在化療中扮演了重要的角色，其實目前的止吐藥物都進步很多，可以控制嘔吐的症狀，另外在日常生活中，可以採取以下十點，來降低嘔吐的副作用：

一、化療前後兩小時內，減少食物或液體之攝入，降低腸胃的刺激。

二、採少量多餐的方式，維持適當的營養及水分。

三、避免太甜或太油膩及辛辣刺激的食物，可以食用脫脂奶、瘦肉及果凍等食物。

四、盡量攝取水分，如喝湯、果汁等，以避免脫水現象。

五、盡量清淡飲食。

六、避免難聞的氣味，減少噁心感的產生。

七、記錄攝入及排出的劑量以及體重，避免水分流失。

八、轉移注意力去減低噁心感，如冥想、打坐、看書報、聽音樂等，可以使病患放鬆的事物。

九、充分的休息。

十、必要時轉介營養師。

癌症治好了，命卻沒了？

在化療過程中需要注意的事項，是先檢測病人有沒有B型肝炎或C型肝炎，舉例來說，如果病患有B型肝炎帶原，在做化療時，免疫力會下降，此時B肝病毒就會活躍起來。因此，如果原本已有B肝帶原，就會同步給病人服用一些對抗B肝病毒的藥物，目前這些藥物健保都有給付。

之前有些案例是腫瘤治療得很好，結果卻出現猛爆性肝炎，病人反而回天乏術。以前B肝的用藥，健保規定只有腸胃科可以開立處方，如今癌症病人進行腫瘤治療的時候，也能同步開藥了。

一般來說，B、C肝都是經由血液傳染，C肝帶原比較惡性，惡性指的是比較容易產生肝癌、肝硬化等，腸胃科醫師研究指出，C肝帶原者二十年內，幾乎肯定會得到肝硬化，甚至還有肝癌；B肝帶原者，大概三十年或四十年才會產生肝癌、肝硬化。

根據目前醫療方式，C肝已經有處方藥物，治癒的成功率相當高，但是B肝還沒有辦法痊癒，因此病患在接受化學治療之前，需要先檢閱病人過往病歷及抽血檢查，確認是否有B、C肝帶原的問題。

化療需注意：白血球、腎功能

EBV病毒與鼻咽癌正相關，治療過程中，會將它當作腫瘤指數來看，評估病毒量有沒有下降，進一步確認有沒有控制住腫瘤，只是目前檢測EBV病毒量仍須自費監測。

WBC（White Blood Count）指的是白血球的數量，不管是做化療或電療都一樣，通常會先抽血，確認白血球的數量。進行電療或化療時，造成身體的壓抑或骨髓的壓抑，都會造成白血球數量下降。目前有一個白血球的生成素G-CSF，可以改善白血球的數量下降，使骨髓內快成熟的白血球，釋放到周邊血液，但當營養不夠時，或骨髓內無快成熟的白血球，則它不一定會造成白血球的數量上升，因此一般正常白血球的數量應該要有三千以上，這是打化學治療的標準。

白血球會區分成嗜中性（Absolute neutrophil count, ANC）、嗜酸性、嗜鹼性、單核球及淋巴球。而嗜中性白血球就是一般常說「可以打仗的白血球」，具有防衛能力，它的指數需要在一千五以上。

進行抽血檢測時，白血球的總量通常要達到三千，其中嗜中性球佔了百分之五十。因此，只要大於一千五百顆嗜中性白血球，就可以開始化療，不夠的話，可以透過施打白血球生成素，或是讓病人休息一段時間，等到白血球達到標準數量時，再進行治療。

如何讓白血球上升，其實主要還是補充營養，儘管有的病人施打白血球生成素打了之後，也不見得會上升，因為它主要是使骨髓裡面快成熟的白血球，釋放到周邊血液，但如果治療期間，營養沒有提升，或是裡面根本沒有快成熟的白血球，打了也出不來。

假使白血球真的不足的話，化療、電療都要全面暫停，避免因免疫力不足，造成感染的生命危險。

【戰勝頭頸癌　門診案例】

中年零工男X 量身訂做的鐵面具

一名四十歲的中年男性病患，主要是以打零工維生，背負著極大經濟壓力的情況下，常以抽菸喝酒來紓解壓力，因而罹患了頭頸癌，治癒之後沒有幾年的時間，又復發了。

復發之後的腫瘤長得很大，因此手術時，開了一個大洞，從側面就能看到一些頭頸部骨頭結構。由於外科醫師幫他開得很乾淨，本來害怕他開完刀之後，又會很快復發，隔了快兩年了，他都沒有再復發。只是病人開刀的部位，從此變成了一個有缺陷的傷口。

由於傷口只能用紗布遮蓋住，基本上還是裸露在外面，走在路上，常常會被旁人指指點點，或是以同情的眼神看待，讓這名病患愈來愈不想出門，整天都把自己關在家中。

在尋求社會資源之下，幫忙病患製作了量身訂做的鐵面器具，替他遮蓋住傷口缺陷，減少因為缺陷傷口而阻礙了人際關係和社交等心理影響，因此也讓他可以勇敢的外出，得以面對接下來的人生。

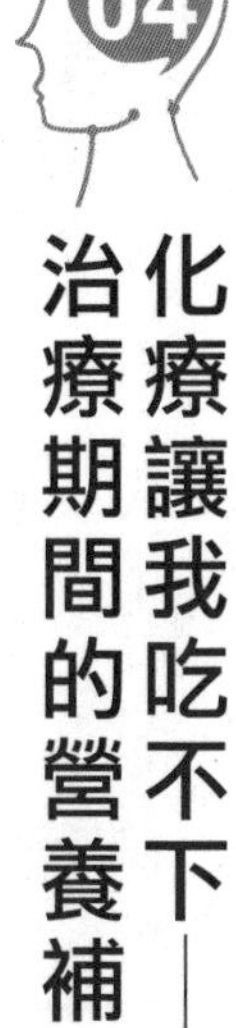

化療讓我吃不下——治療期間的營養補充

目前也有一種口腔局部麻醉的噴劑，在病患吃東西前五至十分鐘先噴一噴，吃東西時就能減少吞嚥食物的不舒服。另外，有一個PVP的合成碘，因為是游離性的，刺激不會那麼厲害，現在有製成百分之一低濃度的碘漱口水。

「醫師，那我媽媽吃東西有沒有忌口的？」一位婦女的女兒在我查房的時候，仔細地詢問。

許多癌症病患常常會問：吃東西有沒有特別的限制？其實並沒有特別限制，不過在治療期間，因為免疫力會下降，所以一般來說，吃東西還是以熟食為主，避免生食，像是生菜沙拉這類生食就盡量不要入口；水果類的話，盡量選擇有皮的，把皮削掉即可，像是草莓這類沒有皮的水果，就盡量不要吃，這也是為了避免細菌感染或農藥殘留，減少觸碰到寄生在水果表皮上的細菌。

鼻胃管、胃造口，為了補充足量營養

在灌食的治療上，歐美和亞洲的治療比較不一樣，歐美在做頭頸癌的電療和化療期間，就會直接幫病人放鼻胃管（Nasogastric tube, NG），或者是在胃做一個造口手術（gastrostomy tube），至少讓病患在腫瘤治療期間營養吸收上沒有問題，打一個洞直接灌食，治療結束完成，拔掉之後就會自行癒合。

電療治療期間可能造成口腔黏膜破損，或是腫瘤本身也會影響進食，因此並不是身體消化道沒辦法消化食物，而是進不去頭頸部這段消化道，所以國外就會先建立並鞏固「營養」這個部分。

但是對亞洲人來說，很少人會願意讓醫生一開始就幫忙放置鼻胃管，通常遇到拒絕的時候，醫護人員都會嘗試跟病人溝通，先讓病人試試看用口進食，如果過程都可以自己吃飯，那麼就不需要放置，不過一旦發生黏膜破損得太厲害、吃不下等問題，該要放的時候還是要放，在事前先告知病人和家屬，使他們有一個心理準備。

假使一開始沒先跟病人溝通好，很容易在要裝設鼻胃管的時候，令病人產生強烈的排斥感，或是覺得自己是不是真的病得太過嚴重，已經不久人世的錯誤理解。其實這並非病情嚴重與否的問題，而是必須確保病人能夠獲取足夠的營養。

因此，若能事先溝通，病人通常都會有較好的理解，不至於情緒起伏過大。而且，鼻胃管並不是要一直放著，等到腫瘤治療結束、黏膜修復好之後，就可以取出了。

吃不下飯，原來是口腔黏膜破裂

話說回來，醫師要怎麼知道病人每一週在家裡是否有補充足夠的營養？其實只要透過抽血檢查，確認白血球數量就會知道了。

當營養不足時，白血球指數就會很低，因而沒辦法打針做化療，也沒辦法做電療了。此外，頭頸癌的病人比較容易有吞嚥上的困難，尤其手術之後，馬上就要銜接電療、化療，其實是很辛苦的。

再來，口腔黏膜破的程度還是會分成一、二、三、四級，到四級的時候，代表口腔黏膜破得很厲害，通常很難吃下食物，也會容易感染。因此，很多病人就會購買左旋麩醯胺酸（L-Glutamine）來服用，原則上它是屬於食品類，不被歸類在藥物上，所以才能在藥局直接購買。

在某些小型的臨床實驗上，左旋麩醯胺酸確實是有被證實，對口腔黏膜的修復有些幫助。這個修復指的是可能讓你在兩個月的腫瘤治療期間，口腔黏膜炎晚一點開始、早一點結束，使破損的時間縮短一點，黏膜破損的層級也會低一些。

另外，左旋麩醯胺酸還有另外一個功能，就是也能減少一些手麻、腳麻的症狀，有些人如果化療後這些相關症狀，也可以考慮食用。

嘴巴好痛，要怎麼清潔、漱口?

口腔黏膜破了之後，都會卡上一些白白的東西，其實是念珠菌造成的黴菌感染，此時就會使用一些抗黴菌的藥物，它可以泡水漱口，偶爾漱口完喝個一兩口進去都沒有關係，因為食道亦可能也會有念珠菌感染，如此可以一併治療。

在漱口水的使用上，通常市面上所販售的綠色溶液那一類會比較刺激，除非口腔黏膜破損相當嚴重，在平日保健上，還是建議不要頻繁使用，不過一般而言，可以評估酌加入水分後一起使用，會比較緩和一些。

但是在嚴重口腔黏膜炎時，病患會感到極大的疼痛，因此可以使用抗黴菌的藥物，將五顆藥錠泡在五百毫升的水裡，藉此漱口會比較好一點。即使是這樣使用，有時口腔黏膜破裂時，也會產生劇烈痛感，此時可以加入一點點局部麻醉的藥物，在漱口時就能產生局部麻醉，讓病人感覺不那麼痛苦。

現在也有一種口腔局部麻醉的噴劑，在病患吃東西前五分鐘、十分鐘先噴一噴，吃東西時就能減少口腔疼痛不舒服。另外，有一些碘的成分，有一個ＰＶＰ的合成碘，因為是游離性的，刺激不會那麼厲害，現在有製成百分之一低濃度的碘漱口水。這些產品都是病人或家屬買了就可以直接使用，改善頭頸癌口腔不適症狀的方式。

口腔黏膜炎產生的疼痛問題，當然亦可以使用口服的止痛藥物來減緩疼痛。

白血球一直都很低，該怎麼辦？

有些病友會遇到白血球一直低下的狀況，此時若要改善，吃牛肉或是紅肉類的食物是不錯的方式，如此一來，白血球可以上升得比較快速，因為紅肉類的東西可以補充含鐵量。回歸本質來講，其實主要還是把營養的食物吃進身體內才是關鍵。

身體中的血球，可以分為白血球、紅血球和血小板，這三個東西都是透過骨髓去製造的，因此一旦被壓抑，有可能三個都會低下。如果是紅血球或血小板不夠，都是透過輸血的方式，不夠就補，沒有其他更好的方式。然而白血球是不能用輸血的，因此才會需要透過打白血球生成素，用意是希望身體裡面的白血球趕快釋放出來，如果體內真的沒有，打了針還不一定會上升。

一般實體腫瘤比較不會侵犯至骨髓，所以打小劑量（七十五 mcg）白血球生成素就會有反應，而血液的腫瘤如白血病、淋巴癌、多發性骨髓瘤，常常會侵犯到骨髓，所以需要施打高劑量（三百 mcg）白血球生成素比較有療效。

因此，頭頸癌的病人通常比較少遇到紅血球、血小板兩種比較低下的情況，但若是腫瘤侵犯血管的出血，還是要看病人的出血量而定，一般如果是手術治療造成的出血，只要輸血補充就好，一般不會有太大的問題。

頭頸癌的夢魘：復發、遠端轉移

一般我們講，這個癌症會不會「痊癒」，一般概論就是以五年的時間為準，如果在五年的期間裡，這個疾病都沒有變化的話，這個病就大概是「痊癒」了。假設五年後腫瘤再度冒起來，也許這個癌症又是不同株、不同種族的癌細胞……。

如果說頭頸癌標準治療後，等到情況穩定之後，大部分常見都是局部復發，或是從原發的部位又重新冒出來，這也是頭頸癌的特性。

就像有些人抽菸、喝酒、吃檳榔，原本生成腫瘤的位置，因為暴露最多而先變成了癌症，事實上，附近其他地方可能也已經蠢蠢欲動了。

標準治療後，仍有「高復發率」？

雖然化療也是整體性的治療，但是當癌變到達某個程度，可能當下沒有發作，但隔一段時間就冒出來了。所以，腫瘤治療後的一、兩年的時間是關鍵，根據研究發現，腫瘤治療後兩年如果很穩定，那麼再復發的比例就明顯下降很多。

一般來說，癌症會不會「痊癒」，大約會以五年的時間為基準，如果在五年的期間裡，這個疾病都沒有變化的話，大概就可以說是「痊癒」了。若是五年後腫瘤再度冒起來，也許這個癌症又是不同株、不同種族的頭頸癌細胞。

大部分的癌症都是腫瘤治療後的兩年內復發率比較高，如果能夠穩定兩年都沒有變動，三、四年後再復發的比例就會少很多。目前頭頸癌的部分，該做的治療都告一段落後，有百分之五十的局部復發率，當局部一旦復發之後，可以再藉由外科手術進行切除。

復發後，還是一樣需進行整體身體檢查與評估，若是單純局部復發，則接受手術切除，臨床上就有一位頭頸癌病人如此反反覆覆手術切除了十次，但是只要局部復發，且有機會可以切除，都沒有太大的問題。當然持續手術治療，對頭頸癌病患的外貌有蠻大的改變，長久下來顏面上的傷口，造成了人際關係和社交等心理層面的影響。

維持治療，減少遠端轉移

如果出現遠端轉移，以平均值來講，存活期就是十個月。局部復發的比例大概是五成左右，遠端轉移的比例大概是兩成，局部復發經治療後還有穩定的機會，而遠端轉移則就無法痊癒。

一般說的安寧照護，就是終止癌症積極治療的時候，也就是不打算再進行腫瘤治療，才會轉介到安寧照護。而遠端轉移就不會再接受手術治療，通常外科醫師就會把病患轉到腫瘤科手上，由後續的醫師接手了。

頭頸癌晚期的治療，還是首重在手術的方式，當沒辦法手術時，就進行電療、化療。當標準的電療、化療療程結束之後，依據目前的標準治療僅剩的就是追蹤而已。然而，因為腫瘤治療之後復發的比例比較高，因此國內有些醫師還會額外使用口服化療藥物，以減少轉移復發比例。

目前針對頭頸癌晚期的維持治療，原則上就是在接受標準腫瘤治療後，再持續「節拍式的維持性口服化療藥物治療」，節拍式指的是有規律的、每天服用小劑量的化療藥物，然後在前兩年的高危險期中，持續使用來降低遠端轉移，以及減少轉移復發比例。

根據彰基醫院發表在國外有名期刊的回溯性研究分析資料，收錄了二〇〇八至二〇一三年的晚期口腔癌病人，在標準腫瘤治療結束之後，再給予口服化療藥物治療作為輔助性治療（Ann Surg Oncol. 2018 May 2. doi: 10.1245），證實抑制了口腔癌細胞遠端轉移，延長病患五年存活期。

剛好三軍總醫院也有做同樣的維持性治療，回溯性的研究資料分析，發現了在口腔癌第四期（4A、4B）亦有相同的結果，使用口服化療藥物，可以很明顯發現有減少遠端轉移的現象，讓復發的比例更降低一些，之後期待有更大型的前瞻性（prospective）臨床試驗，來證實頭頸癌晚期維持治療的效果。

轉移的治療方針，標靶合併化療為主

前面提到，標靶藥物（Cetuximab，商品名爾必得舒，Erbitux®）合併電療，這種標靶藥物健保給付使用在口咽、下咽、還有喉這三個部位，適用於剛診斷局部晚期的病人。然而，於二〇一七年一月開始，健保也有給付給無法手術的轉移復發頭頸癌病患，也就是原則上沒辦法把它切除的頭頸部腫瘤，可以獲得健保給付，使用標靶藥物治療。不然以前光是打八週的治療療程，都要自費支付三、四十萬，現在可以合併化療一起使用EXTREME處方（爾必得舒Erbitux®+鉑金類化療+5FU使用直至疾病惡化），至今仍是頭頸癌轉移復發第一線治療的標準治療（N Engl J Med 2008; 359:1116-1127），平均存活期為十．一個月。

目前Methotrexate, MTX（商品名易滅得疕福注射液、滅殺除癌錠）這個化療藥物是頭頸癌轉移復發第二線治療選擇之一，健保也有給付，只是它的有效率只有百分之十到二十左右。另外，紫杉醇亦是頭頸癌轉移復發第二線治療的選擇，它用在很多癌症、腫瘤治療上，大部分的癌症健保都有給付，但是頭頸癌卻沒有，其實最主要的問題還是在於，仍然需要有文獻證實紫杉醇對頭頸癌十分有效。

紫杉醇對於治療頭頸癌大概有百分之二十至三十的效果，但是礙於健保沒有給付，只能自費，對於社經地位比較低的頭頸癌病患，其實是蠻大的負擔。

疫苗研發，期望降低罹癌人數

預防重於治療，目前正在著手進行發明頭頸癌的疫苗，因為醫界也不希望等到病毒誘發變成癌症之後，才進入後面的治療，但是目前還沒有明確跟成熟的癌症疫苗可以使用。

比如說EBV病毒，我們發現它跟鼻咽癌的關聯很大，那麼是不是能使用抗EBV病毒的藥物，避免患者演變成鼻咽癌？但到目前為止，仍沒有能夠專一抑制EBV病毒的藥物。這些疫苗其實都還在研究發展中，當然也是未來的治療趨勢，希望可以有機會讓腫瘤斷根，減少癌症病患的比例。

這些都是針對鼻咽癌的部分，但其實會導致頭頸癌的因素太多了，有很多都是因為後天環境的影響，像是抽菸、喝酒、吃檳榔等。比如說人類乳突病毒也有疫苗可以防範，但這也只是造成頭頸癌的原因之一，它可能對於口咽的影響比較高一些，但在口腔的防範上就沒那麼明顯。

另外，歐洲的研究發現，HPV感染陽性的頭頸癌患者，預後狀況比較好，但在亞洲區的研究，又得到了完全不同的結果，因此可以看出，最大的原因可能是亞洲頭頸癌病患暴露在檳榔的環境下，而歐美的頭頸癌比例並不高，實際上也有可能是種族或生活習慣不同的關係，導致了不同的結果。

【戰勝頭頸癌　門診案例】在家務農的中年男子 X 維持治療，存活超過平均值

這是一名六十四歲的男性，自己有田地可以在家務農。他在扁桃腺黏膜發現腫脹，脖子也摸到了淋巴結腫大，檢查後發現是口咽癌第四期。

接受手術之後，由於分期是第四期，按照標準治療原則，仍然需要輔以電療加化療同步進行，他是在二〇一六年的四月開始進行電療加化療，所以在二〇一六年七月治療完畢。手術完畢之後進行CCRT，同時開始持續追蹤原發部位的情況。

然而，隔了一年之後，在二〇一七年七月，追蹤檢查發現肺部有很多顆腫瘤轉移，因為遠端轉移，導致病患沒辦法進行手術，若只是局部轉移還可以手術，但遠端轉移沒辦法再切了，原則上就只能進行化療治療。

目前針對轉移治療，撇開免疫藥物治療，第一線就是使用標靶藥物，標靶藥物針對初診斷、上了年紀、腎功能不好的口咽、下咽及喉癌晚期病患，可以申請

標靶藥物使用。標靶一開始只有給付在局部晚期口咽、下咽及喉癌，但在二〇一七年的時候，像伯伯這樣的轉移復發情況，標靶也開始有健保給付。

另外，依據國外的大型臨床試驗研究報告也指出，標靶藥物加鉑金加 5-FU 是目前轉移復發第一線的首選，叫做 EXTREME 的治療處方。即使打這樣標準的藥物，病患的有效存活期也只能維持十．一個月，指的是平均期能存活的時間，但是有些人治療反應良好，還是能存活相對更長的生命期。

以這個伯伯的案例來看，標靶加上這樣化療的組合，大概從二〇一七年的八月到二〇一八年的九月，總共打了十三個月的療程，標靶需要每個禮拜施打，依照這個處方，化療需要每三個禮拜打一次。傳統高劑量的化療是三個禮拜打一次，如果是低劑量就是一個禮拜打一次。

像伯伯的案例，有另外一種稱呼叫做「PFS」，PFS 就是 progression-free survival（疾病無惡化的存活期），指施打這個組合的時候，腫瘤沒有再變差，存活了十三個月。但是，這個伯伯打到九月份時，肺部的腫瘤逐漸又變大了，原來是因為腫瘤產生抗藥性，所以繼續幫他換成第二線的化療藥劑，目前持續治療中。

十．一個月是一個平均中位數，即使使用了這種治療方式，平均存活期還是在此範圍，當然有些人的反應會比較好，存活期可以比這個更長點，有些人腫瘤進展很快速，即使已接受標準治療了，不到三個月期間就離開了。以數值來說，這個案例的伯伯如果大於這個數值，就算是治療成功了，當然醫師都希望每位病患都能長長久久的穩定，也期許治療能帶來新曙光。

【戰勝頭頸癌　門診案例】

中年男軍官X使用兩年口服化療藥劑降低復發率

一名四十六歲男性軍官，一開始是因為喉嚨痛加上吞嚥困難，大概三個月的時間他都沒有辦法好好吃一頓飯，由於平時有抽菸跟喝酒的習慣，所以我幫他做了詳細的檢查，診斷發現是口咽癌第四期，甚至雙側淋巴侵犯的現象。

因為正值青壯年，病患希望可以保留咽部的功能，所以選擇接受電療併化療的治療方式，從二〇一五年八月到十月中，大概兩個月左右的療程結束之後，整體的狀況看起來很不錯，我幫他做了核磁共振檢查，發現腫瘤全消掉了。

「恭喜你啊！你的腫瘤已經CR了！」看完眼前的報告後，我很高興地跟他道賀。

一般我們講的CR，指的就是Complete Response，意思是腫瘤完全消失、改善。針對第四期，四期A就是尚未遠端轉移，四期A、B都沒有遠端轉移情況，四期C就有遠端轉移了。電療加上化療結束之後，腫瘤完全消失了，不過還是不能高興得太早，畢竟他是癌症第四期，在這兩年以內都是高復發危險的時間，所以跟他討論完後，給予口服的化學藥物治療，並且建議要持續服用兩年。

因此，他從二〇一五年開始服用，一直到二〇一七年十月滿兩年之後就停藥了，現在，他還是會定期回來檢查，原來長出腫瘤的部位依舊維持著穩定的狀態。所以針對一些高危險、高復發的晚期頭頸癌個案，給予口服化療藥劑維持治療，可以減少高復發的比例。當然最熟悉自身病況的仍是主治醫師，一切須以主治醫師評估考量為主。

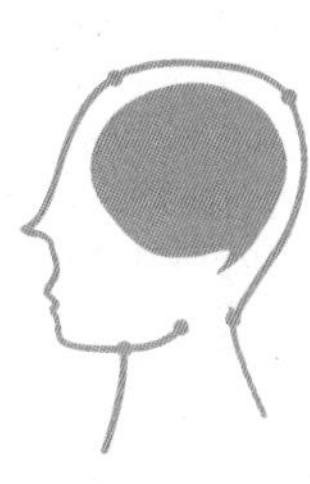

引「頸」期盼，治療新曙光——頭頸癌的免疫治療

Part 03

過去多年來，人類利用手術、放療以及化療，作為提高癌症病患存活率的三大武器，儘管醫療科技越來越進步，療法持續改進，治療效果也跟著提高，但是癌症依舊是「死亡」的代名詞，人們對於特別棘手的癌症也束手無策。

近期在相關方面有新的突破，免疫療法成為時下最熱門的療法之一。

治癌大突破，免疫治療新時代來臨

化學治療、標靶治療或放射線治療都是直接攻擊癌細胞，能夠比較快達到縮小癌細胞的效果，一直都是治療癌症的方法。但當癌症復發後，常會面臨無藥可醫的窘境。不過，現在有新的治療方法——免疫治療，為癌症病患帶來令人振奮的成果。

「一不抽菸，二不喝酒的，為什麼卻是我得到頭頸癌？」病患一臉錯愕。「那我該怎麼辦？家裡還指望著我養呢！還有什麼方法可以治療？」看到他頹喪的表情，令人相當不忍。

治療癌症的方法日新月異，包含：手術切除、放射治療、化學治療、標靶治療等，事實上，目前的治療方法已經可以有效延長病人的壽命了。

但是，癌細胞有很高的變異性，萬一發展出可以對抗原先治療方式的癌細胞，也就是說，最害怕的情況就是「癌症復發」，因為再復發的癌症，一定可以對抗原先的治療方式，甚至會陷入無藥可用的情況，最後只能束手無策。

檢查哨辨別何者是癌細胞？

但是最新的免疫療法，就克服了無藥可醫的窘境，為癌症的治療帶來新曙光。

免疫治療並非像化學治療或是標靶治療，後者是直接攻擊癌細胞，而前者是利用患者本身的「免疫」機制，攻擊體內的癌細胞。

免疫就是當病原細菌或病毒從體外侵入，或是當罹患癌症時，為了排除這些狀況而啟動的體內機制，目的是為了消滅危害身體的病原。免疫治療就是利用患者自身的免疫機制，來攻擊癌細胞的療法。

人體內有一套自然的防衛機制，稱之為「免疫系統」，其中的免疫細胞具有「檢查哨」的機制，能夠辨識何者是外來病毒或不正常的細胞，並進行攻擊。

「那麼，免疫細胞是不是也會無差別攻擊正常細胞？」事實上，正常細胞都帶有抑制訊號，能讓免疫細胞偵測到之後即時煞車，取消攻擊。

癌症並不是外來病菌產生的疾病，而是人體內的細胞突變所導致。癌細胞的表面帶有一些突變的蛋白質，這些突變的蛋白質就好像識別碼一樣，讓免疫系統能夠利用檢查哨，根據這些突變蛋白質上的識別碼，辨識出癌細胞是外來物並進行攻擊。

但是，聰明的癌細胞卻利用檢查哨中的剎車機制，用大量的抑制訊號強迫免疫細胞剎車，藉此逃避免疫細胞的攻擊。

免疫系統的煞車機制

人體的免疫系統裡有一種叫做T細胞的白血球，可以主動找出特定的腫瘤細胞，加以消滅。

簡單來說，癌細胞和人類的免疫系統就像是個長期戰爭，癌細胞是會迅速繁殖的敵軍，而免疫系統則是保衛國土的軍人，將癌細胞抵擋在重要的城牆之外。然而，癌細胞會發展出新的武器，讓免疫系統失去攻擊力，最後節節敗退，讓癌細胞佔據病患的身體，導致癌症發生。所以，目前免疫治療最主要的目的，就是重新喚醒病患的免疫系統，讓人體內原有的武器重新活化，去攻擊「鳩佔鵲巢」的癌細胞。

免疫反應是人類與生俱來，最天然的保護系統，急性副作用比化療等藥物相對少，而我們的免疫系統會針對敵人不斷進化，做出最有效的抗爭。

T細胞上有許多類似煞車器的分子，可以調控自身免疫反應的強弱，如果這種煞車分子被活化了，就會使T細胞產生自我抑制的作用，這種分子就是「免疫檢查點」。而腫瘤有PDL-1跟PDL-2，這兩個分子就像是一個接收器；T細胞上也有稱為「PD-1」的免疫檢查點，這個PD-1和PDL-1可以相結合。接合完後，T細胞會以為有PDL-1的腫瘤是自己人，認不出它是癌細胞，抑制了T細胞的攻擊力。

因此，所謂的免疫治療，指的是抑制T細胞中的PD-1，讓它不要與PDL-1互相連結；或是剛好相反，抑制腫瘤端的PDL-1，把它截斷，讓它不要與T細胞上的PD-1相連，這樣T細胞就能夠認出癌細胞，進而開始作戰。

現在市面上，同時有抑制PD-1的免疫藥物，或是抑制PDL-1的免疫藥物，依據目前臨床試驗證實，在台灣治療頭頸癌的免疫藥物功能是抑制PD-1，而癌細胞也能促使另一個免疫檢查點「CTLA-4」活化，進而阻斷來自樹突細胞的訊號，所以也研發了抑制 CTLA-4 的免疫治療藥物，使得 T 細胞不再受到限制，恢復其對癌症的攻擊力。

佳宏醫師的「頭頭是道」

什麼是 CAR-T 細胞治療？

CAR-T 細胞療法，簡單來說，在原本無法辨識癌症的 T 細胞上，裝上一個名為「CAR」的雷達。如此一來，經過改造的 T 細胞就會像導彈一樣，精準定位癌細胞位置，並將這些癌細胞殺死。

先從病患的血液分離出免疫 T 細胞，再進行基因改造，基因改造後的 T 細胞，在細胞表面會出現對癌症細胞抗原的接收器，增強其辨識癌症細胞的能力，此改造後的細胞即為 CAR-T 細胞，大量培養後再將細胞輸回體內，對癌症細胞進行攻擊。

目前臨床試驗顯示 CAR-T 細胞治療對血癌、淋巴癌等癌症，治療效果較好，但仍有少部分的受試者會產生嚴重副作用，且目前對於頭頸癌等其他實體癌症的效用，仍在進行評估中。

佳宏醫師的「頭頭是道」

什麼是免疫細胞治療？

免疫細胞治療比較類似於傳統的治療方式，大概有十年以上的歷史，不過在之前的技術和治療效果都還不夠成熟。免疫細胞治療藉由萃取病人本身的 T 細胞或是 NK-T 細胞，加入一些活化的因子，調整完之後再將它輸回病患身體裡，讓免疫細胞去攻擊癌細胞。

不過，在之前的臨床試驗數據上，沒辦法證實治療的效果，目前比較多的相關研究都在日本，針對這方面持續進行研究中。

然而，若病患無法在現有的標準治療方法下，得到較好的治療效果，目前也可以嘗試看看免疫細胞治療。

二〇一九年，衛福部也有快速通過免疫細胞治療的適應症，因此，一些國內的醫學中心現在也開始進行免疫細胞治療，同時也跟許多科技公司合作，由它們幫忙萃取病人的T細胞。

實際成效上，醫院已有做出相關的臨床實驗，只是案例數不多，雖然日本的臨床試驗數據內容比較豐富，但是治療效果仍然需要更大型的臨床試驗進一步證實。由於萃取的是病人本身的T細胞，因此輸入回去後，通常也比較不會有排斥的反應。

免疫藥物治療（免疫檢查點抑制劑），治療新曙光

雖然現在還有一些抑制PDL-1的免疫檢查點抑制劑還需要經過證實，不過目前可以抑制PD-1的藥物有兩種：一是保疾伏（Nivolumab），二是吉舒達（Pembrolizumab）都已經通過了大型臨床實驗，證實其在頭頸癌復發或轉移第二線的治療上是有效果的。不過之前健保還沒有給付，需要自費使用，而於二〇一九年四月一日健保通過在頭頸癌復發或轉移，且已對使用鉑金類化療無效後且腫瘤部分高表現PDL-1的病患，可以申請抑制PD-1免疫藥物；抑制PDL-1的藥物，運用在肺癌或其他癌症治療上，已有顯著的效果，台灣目前也都有在使用抑制PDL-1的藥物，如癌自禦（Atezolizumab）等，只是在頭頸癌上，目前還需要等待更強而有力的臨床試驗證實。

免疫檢查點抑制劑可以阻斷癌細胞的抑制訊號，等同於放開免疫系統的剎車，讓免疫細胞能夠重新活化並攻擊癌細胞。如此等同於，免疫系統避免錯殺正常細胞的通行機制被強行關閉了，因此有可能導致免疫系統攻擊正常細胞，常見的免疫治療副作用包含：疲累、甲狀腺亢進或低下症、皮疹、感冒症狀等。極少部分患者身上有機率引起所謂的免疫風暴，造成嚴重過敏反應，甚至死亡。

佳宏醫師的「頭頭是道」

臨床上使用的免疫藥物治療

◆保疾伏（**Nivolumab**）

保疾伏給藥的週期是十四天，也就是說每兩週須施打一次藥劑。根據臨床試驗證實，為避免免疫機制再次被煞車，保疾伏需持續投藥，直到疾病惡化或是出現無法耐受的不良反應為止。

◆吉舒達（**Pembrolizumab**）

吉舒達給藥的週期為二十一天，也就是每三週需施打一次藥劑。根據臨床試驗證實，為避免免疫機制再次被煞車，吉舒達須持續投藥，直到疾病惡化或出現無法耐受的不良反應為止。

【戰勝頭頸癌　門診案例】

五十歲中年男子Ｘ因免疫藥物治療產生感染的副作用

吳先生是一位五十歲的男性，造成癌症的主因——抽菸、喝酒、吃檳榔樣樣都沾，長期下來，導致他有一顆腫瘤長在口腔硬顎的地方，診斷是口腔癌第四期，也做過電療、化療的治療。沒想到，在二〇一六年六月又局部復發，之後幫他申請標靶藥物進行治療，後來依舊反覆復發。

因為腫瘤反覆復發，外科評估沒辦法再做手術，他已接受過鉑金跟 5-FU 類的化學藥物治療，標靶藥物治療也打過，還是無法避免復發的情況，所以進展到第二線化療。二線化療就是使用紫杉醇，當然家人也詢問過，除了這類藥物，有沒有其他的治療方式：「不是聽說有新的方法嗎？那個免疫治療啊！醫師，我老公可不可以用那個治療看看？」

後來，病人跟家屬都希望除了第二線化療之外，還要再加上免疫治療，目前有很多種免疫藥物，但有證據等級的只有 anti-PD-1 的免疫藥物，當然還有其他多種類免疫藥物。這個病人接受第二線化療再加免疫治療，從二〇一七年九月開始治療，腫瘤一開始蠻大顆的，主要治療到二〇一七年十一月的時候，腫瘤明顯有了改善，縮小許多。

然而，有一次病患卻因為發燒咳嗽送到了急診室，急診室幫忙照 X 光片，檢查哪裡有感染，結果看到左上肺葉有一個開洞，懷疑感染肺結核，急診室醫生就將他收到隔離病房。當懷疑肺結核時，就會驗痰確認有沒有結核菌，果然一驗就是肺結核。

其實每一個人多多少少都曾經暴露過這樣的感染中，只是我們已經有抗體了，還是有少數人因為免疫力偏低，而產生肺結核的症狀。

一般在做化療和其他抗癌治療的時候，遇到有感染的情況，都會先暫停治療。這個案例因為感染了肺結核，所以只好將正在進行的療程暫停，先吃抗結核藥。一般的肺結核只要吃兩個禮拜的藥，病毒就不太會有傳染力，驗痰驗不到就表示不是開放式的了，不需要隔離，但這個病人吃了兩個禮拜的藥，驗完痰還是開放性的結果，因此仍然住在隔離房裡，同時化療藥持續全部停止施打。

也因為如此，從十一月、十二月直到一月初的時候，腫瘤又開始變大。原本治療好好的，但因為肺結核的問題，口腔腫瘤變大，又再次影響到他吃東西的困難，一旦嗆到又容易產生吸入性肺炎，互相惡性循環影響。為了不讓病情再度惡化，跟家人討論完之後，還是將免疫藥物再加上去。加入免疫藥物之後，結核菌驗痰依舊一直存在，腫瘤也依舊慢慢變大，所以再隔一個月，連化療藥物都開始施打了，變成化療、免疫治療和抗結核菌的藥物同時進行。

最後因為癌症疾病的影響，病人產生急性呼吸衰竭，家人不願意讓他插管受痛苦，讓他安穩地走完最後一個路程。

之所以提到這個個案，是因為 iRAE 就是免疫治療的一些副作用，像肺結核，之前免疫治療比較早使用在肺癌上，免疫治療產生肺結核的個案曾被報導過，而頭頸癌接受免疫治療的個案雖然比較少，但還是有這個可能性。

所以說，每一種治療都不是萬能的，免疫治療還是會產生一些副作用，要特別小心。這個病人有太太、一個女兒和一個兒子，家庭支持互動其實都還不錯，太太和女兒都很細心照顧，因為免疫治療所需的價格相當高，所以治療過程家人的支持就更加重要。

【戰勝頭頸癌　門診案例】

不菸不酒的中年男子 X 免疫治療控制反覆復發的病情

陳先生已經六十三歲了，他一直是個健康寶寶，從來都不抽菸喝酒，但暴露在有二手菸的工作環境下多年，卻成了口咽癌的患者。發現脖子腫大之後，檢查發現已是口咽癌第四期，做完電療和化療之後，腫瘤沒有全部消除，還是有一些殘存，所以外科醫師把殘存淋巴結直接切除。隔了一段時間後，淋巴結還是有些局部復發，所以後續又做了局部切除。

切除之後，間隔半年再次復發，只好再接受第二線的化療藥物；治療後，局部又復發，再繼續做放射治療，不過治療結束之後，一直都無法完全清空，腫瘤還是存在，所以後來遠赴日本做免疫細胞治療。

免疫細胞治療完，因為復發是在氣管旁，比較靠近口咽、後咽的地方，做完治療之後會有慢性的聲門發炎，影響說話和呼吸困難，後來也接受氣切治療。氣切之後，能用的藥都用過了，腫瘤仍然持續著，陷入了無藥可醫的窘境。

直到二〇一八年的五月，開始接受免疫治療加化療。本來腫瘤是一直生長，壓迫到氣切的管子，後來打了免疫治療之後，發現腫瘤有明顯縮小，雖然到現在仍沒辦法完全消除，但情況都還算穩定。

這個病患有的時候會覺得很累，當時有幫他追查原因，後來發現是甲狀腺功能低下，所以進一步給他補充了甲狀腺素。這也是在做免疫治療常見的副作用，就是甲狀腺功能低下，也是頭頸癌常見的副作用。因為頭頸癌需要做手術、電療或化療，而甲狀腺又剛好在這個位置，所以頭頸癌本來就容易產生甲狀腺功能低下症。

這個病患最早是從二〇一四年開始治療，一直到現在，頭頸癌就是這樣，有些藥物可以讓病患維持穩定，獲得比較長的存活期，只是治療過程十分辛苦。

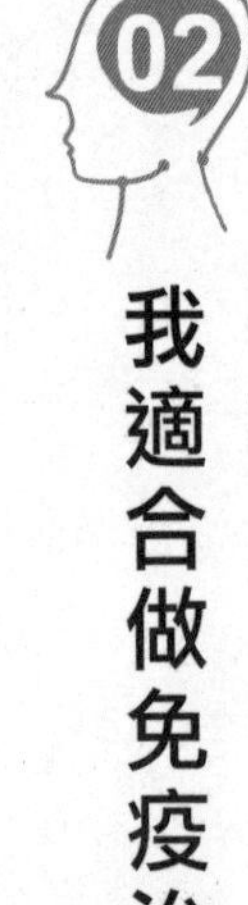

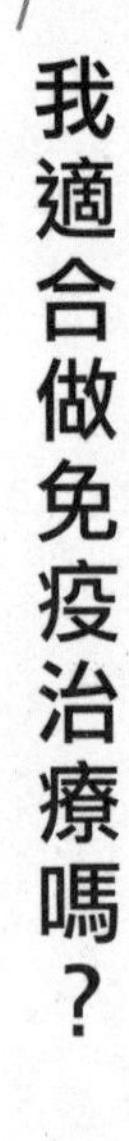

02 我適合做免疫治療嗎？

免疫藥物治療並非萬能神藥，除了費用高昂之外，目前這種新藥面臨的最大挑戰是治療反應率偏低，約只有百分之二十，並不是對所有人都有效。

而且仍有可能面臨嚴重的副作用，如果不事先篩選出合適的病患，僅有約兩成的病患使用後有良好效果。

免疫治療突破了許多癌症治療的瓶頸，在一些多線治療無效的病患身上出現良好的效果，例如成功縮小一些傳統治療無法對付的腫瘤、有效延長病患的存活期，甚至療效可以持續較長的時間，因此許多病患都對免疫治療抱持很大的希望。

治療反應率僅兩成，並非人人有效

不過，免疫藥物治療並非萬能神藥，除了費用高昂之外，目前這種新藥面臨的最大挑戰是治療反應率偏低，並不是對所有人都有效。而且仍有可能面臨嚴重的副作用，如果不事先篩選出合適的病患，僅有約兩成的病患使用後有良好效果。

從目前實際研究數據來看，也就是第三期臨床實驗證實，針對復發轉移的族群，比較適合做免疫治療，大多使用在轉移復發後，施打鉑金化療無效的二線。不過，根據二〇一八年德國慕尼黑歐洲癌症年會最新的臨床研究資訊發表，它也可以使用在轉移復發的第一線，亦有不錯的治療效果。

另外，針對治療反應率偏低的部分，免疫藥物合併化療一起使用，是可以有機會提升治療反應率。同時也持續研究：在頭頸癌晚期，接受術後的電療、化療可不可以再加上免疫治療的評估，目前也有很多臨床實驗在進行，或許未來可以讓病人提前使用，避免病人轉移復發，但還要等待臨床試驗研究更成熟一些。

尋找生物標記，提高免疫治療效果

轉移復發後的存活期僅僅只有十個月，使用免疫治療後，提升延長效率大概是百分之二十，雖然目前還沒有找到生物標記，所謂的生物標記是指，什麼樣的藥物在哪類的病人身上使用效果最好，因此這百分之二十是指整體病人的使用上的有效率。不過一旦它有效，就有機會讓病人得到長時間的存活率（overall survival）。

目前醫學界也正在努力，透過各種基因檢測的方式，尋找有效的生物標記，協助預測療效，讓免疫治療的成功率提高。目前主要的生物標記有：

一、PDL-1 表現量

為目前免疫治療常用的評估指標，將腫瘤組織切片染色之後，分析 PDL-1 的表現量。PDL-1 表現量比較高的病人，在很多癌症的免疫治療使用上似乎效果較好。

因此，二〇一九年四月一日，健保通過在頭頸癌復發或轉移，且已對使用鉑金類化療無效後且腫瘤部分高表現的病患，可以申請抑制 PD-1 的免疫藥物；但在臨床上也有發現，例如肺癌 PDL-1 表現量高的病患，免疫治療的表現就很好；然而，腎細胞癌的患者腫瘤表現 PDL-1 有高有低，免疫治療的結果卻相同，沒有很大的差異，因此目前仍無法完全確定 PDL-1 表現量高的病患療效最好。

二、**腫瘤突變量**

針對腫瘤的DNA做定序，分析突變的程度。腫瘤的突變量越厲害，免疫治療效果也會比較好，這個說法也是在肺癌上的研究發現的成果。

因此，腫瘤PDL-1表現量加上腫瘤的突變量，是否為好的生物標記，仍需要更多臨床試驗證實之。

三、**微衛星不穩定性（Microsatellite Instability, MSI）**

分析腫瘤基因中出現的重複片段的比例。重複片段愈多，愈容易出現排序異常的情況，不穩定性愈高，也更加容易產生腫瘤抗原，使T細胞容易辨識出癌細胞，提高治療效果。

MSI已被列入大腸癌的治療指引中，MSI可以協助評估是否適合免疫藥物，以及其他治療。

黑色素癌，免疫治療新里程

談到免疫治療的應用，大家第一個會想到的應該就是黑色素癌了。黑色素癌，是免疫檢查點抑制劑第一個被核准治療的癌症。臨床評估，轉移性黑色素癌在過去是個很棘手的癌症，病程發展快速、一旦轉移，病患的死亡速度飛快，也幾乎沒有什麼藥可以有效治療，在所有皮膚癌中，黑色素癌是致死率最高的癌症。

免疫治療出現後，不僅提升了黑色素癌的治療效果，也有痊癒的案例，因此免疫治療算是腫瘤治療上一個重要的里程碑。

免疫治療有效率大概是兩成，化療也是兩、三成，因此現在的臨床實驗則傾向於化療和免疫治療合併使用，初步也發現，這樣的使用方法可以提高反應有效率。

不過，免疫治療目前最大的問題是在健保沒有給付前，病患經濟負擔會比較重。免疫治療的兩種藥物，保疾伏和吉舒達需要兩、三個禮拜施打一次，但是一次大概都要十二萬起跳，至少需要四次才會有反應，而且若是有效的話，還得持續施打，直至疾病惡化或是無法治療為止，因此費用也是需要作為考量點。

二〇一九年四月一日，健保通過在頭頸癌復發或轉移，且已對使用鉑金類化療無效後的病患，可以申請抑制 PD-1 的免疫藥物，但腫瘤部分高表現 PDL-1 的人數不多，而低表現者希望可以接受免疫治療的話，還是需要自費。因此，期盼更多臨床試驗的證實，來回答臨床上所不足的部分。

提前告知醫師，避免延誤治療

除此之外，免疫治療也會引起一些副作用。免疫治療能夠重新活化免疫系統，使其可以有效地攻擊癌細胞，但是在這個過程中，如果免疫反應太過強烈，也可能因此攻擊到身體的正常細胞。隨之引起的副作用，可能遍布全身器官，最主要是在內分泌系統影響得比較劇烈，有可能會造成甲狀腺功能亢進或是低下、腹瀉等。

較為常見的是甲狀腺功能低下，或是病患會產生一些過敏反應、疲憊等症狀，肺部也有可能造成間質性的肺炎，間質性有點像是網狀肺炎，後續需要進一步使用類固醇治療。

醫師在診間的時候，需要跟病患認真衛教：「當進行免疫治療時，如果產生了肺部發炎，要提前跟急診室醫師說：『我有在做免疫治療。』」否則，醫師會認為是普通肺炎反應，直接施打抗生素。但是抗生素無法改善間質性肺炎，當下若沒有立即使用類固醇，就會錯失治療時機。

所以，除了醫治病患之外，教育他們如何與其他醫師說明自身真實情況，也很重要，如果不舒服的話，回到原來的門診，醫師當然會知道發生了什麼事；

但如果是掛急診，急診醫師當下只會覺得是肺炎，幫病患轉到胸腔科住院，而不是腫瘤科，就有可能延誤治療。其實這種情況，只要加上類固醇就能緩解，但要是沒有加上類固醇，有時候就會是致命的關鍵。

所有免疫治療造成的副作用都可以靠類固醇解決，這是獲得研究證實的結果。類固醇可以讓發炎系統穩定下來，這也是為什麼我們類固醇用久了，會常常得到皰疹，因為類固醇讓自身的免疫系統被壓抑下來了。

換句話說，當你的免疫治療產生副作用，也表示這個免疫治療確實對你產生了反應，因此，當病人到急診室一定要即時告知醫生有在進行免疫治療，不然腹瀉時，急診室可能以為只是腸胃炎，開個止瀉藥，這樣並無法達到治療效果。

佳宏醫師的「頭頭是道」

癌症免疫療法副作用
（immune related adverse events, irAEs）

免疫療法並不是完全沒有副作用，它是刺激我們身體的免疫反應，輕者腹瀉、發炎，嚴重者則會出現自體免疫相關的症狀。這邊歸類出一些免疫治療的副作用，提供讀者參考，對可能的症狀提高警覺，即時尋求醫療團隊的協助，副作用都可以靠即時處置與藥物得到控制。

- 大腸炎、嚴重的腹瀉：可能因大腸發炎而引起腹瀉。初期症狀為腹瀉、排便次數增加、腹部疼痛、黑便或血便，伴隨著這些症狀，也可能會有發燒的情形。
- 肝功能障礙、肝炎：血液中肝臟酶（AST、ALT、總膽紅素等指數）指數會比標準值高，需定期進行肝功能檢查。
- 甲狀腺功能障礙：分泌甲狀腺荷爾蒙等，促進新陳代謝的內分泌系統發炎，可能會引發甲狀腺毒症、甲狀腺功能低下等相關疾病，請定期進行甲狀腺功能檢查。

- 腎上腺功能障礙：可能因腎上腺功能低下而使血糖下降。若是急性，可能會出現意識模糊的症狀，需定期進行血液檢查（ACTH、皮質醇等）。
- 第一型糖尿病：可能引發第一型糖尿病，因而需進行血糖檢測，必要時需注射胰島素治療。
- 皮膚病：有可能引發皮膚或黏膜等、遍及全身的嚴重皮膚病。
- 腎功能障礙：腎臟發炎所引起的腎臟炎，需定期進行腎功能檢查（肌酸酐等）。
- 腦炎：因腦或脊髓發炎所引起的疾病，可能引發精神障礙或意識障礙。
- 重症肌無力、肌肉炎：神經至肌肉的訊息無法順利傳遞的疾病，有時伴隨著肌肉發炎，也會有症狀急速惡化、呼吸困難的情形發生。

- 神經障礙：由神經發炎，引起與感覺或運動相關的神經障礙的疾病，可能出現如下列手腳發麻或疼痛等症狀。
- 投藥後伴隨的輸注反應：投藥時或是投藥後的二十四小時內，可能會出現發燒、畏寒、冷顫、搔癢、發疹、高血壓或低血壓（暈眩、身體搖晃、頭痛）、呼吸困難等症狀。

每一種癌症的特性不同，治療方式也不同，免疫治療已經展現了強大的治療潛力，但不是每一種癌症都適用，也不是每位病患都合適，有些病人適合標靶藥物、化學治療，有些則適合免疫療法。

因此，盡量跟主治醫師多加溝通，與醫療團隊找出最適合的治療方法，才可以增加自身的存活率。

佳宏醫師的「頭頭是道」

什麼樣的情形，不適合免疫治療？

前面提到，免疫治療的原理就是活化患者的免疫系統，若病患本身具有自體免疫相關的疾病，如紅斑性狼瘡、類風濕性關節炎等，通常都不太建議使用免疫治療。

因為這類患者的免疫系統無法進行良好的控制，可能會造成免疫細胞「叛變」，反過來攻擊患者自身的正常細胞。因此，一旦這類患者接受了免疫治療，可能會出現更強烈的免疫反應，比其他患者需要接受更高的風險。

【戰勝頭頸癌　門診案例】

四十三歲男業務 X 免疫治療穩定控制下咽癌

有一位四十三歲的男業務，因為聲音沙啞、脖子淋巴結腫大而前來就醫，經確診罹患了下咽癌第四期。前面做完了標準化療（鉑金）跟電療之後，沒有做手術，復原狀況還不錯，只是還有部分殘存的癌細胞，並沒有全消除。

其實，這種情況應該是要進行手術切除，但病人本身不願意進行手術，所以後續繼續接受化療（鉑金加 5-FU），打了一次之後，因為病人身體接受不了，反應很強烈，所以好幾個月沒有再來。

後來，他自行到了耳鼻喉科檢查，體重減輕很多，因為中止腫瘤治療，腫瘤又持續長大，病人也很不舒服。隔了一段時間來，病人已經幾乎需要臥床了，再加上營養也跟不上、體重一下子掉了十幾公斤，身高一百七十五公分的男生，只剩下四十公斤重。

住院期間，因為各器官影響太厲害，及合併腸胃道出血，一直解血便及黑便、血壓偏低，家人決定不要再做其他治療，只希望他不要再這麼痛苦，所以只做了胃造口，讓他補充營養。進一步腫瘤評估，癌細胞也轉移到肺部了，因為是遠端轉移，在召開家庭會議後，決定是否使用別的治療方式，後續家人不敢再做化學治療，因此選擇了接受免疫治療。

二〇一七年九月的時候，病人開始接受免疫治療，當時連安寧共照都一起會診，準備接受安寧照護了。免疫治療只是姑且一試，當然病人當時經濟許可，打了藥劑之後，發現免疫治療效果不錯，病人體力慢慢恢復，肺部的癌細胞都已經消除了，只剩下本來下咽局部的位置還剩一點點而已。

後來發現腦部有單顆腫瘤復發，不過接受電療及持續免疫藥物治療之後，現在也是穩定的狀況。因此免疫藥物的使用，如果剛好是有效的族群，就會有很好的反應與成效。

【戰勝頭頸癌 門診案例】

六十八歲臥床女士X免疫治療後，可下床行走

六十八歲的陳女士，本身有糖尿病病史，一開始發病的時候，也是在軟顎、口咽的地方，屬於口咽癌第三期，所以在二〇一六年一月接受手術，後續接受電療加強治療，卻又復發。

復發之後的陳女士，其實無法再進行切除手術，只好接受化療及標靶治療。在復發的過程中，整個鼻咽和頸椎第一節、第二節都有受到侵犯影響，而病人吞嚥功能也受到影響，因為體力也不好，幾乎都需要臥床的程度了。

外科主任當時也跟家人談過，因為這個腫瘤沒辦法開刀，也長得很快，可能沒有其他比較好的治療方式，家屬幾經考量之後，只有做氣切，加強她的呼吸順暢及排痰容易，避免感染。

因為已經六十八歲了，家人也希望她不要太辛苦，所以開始討論要不要安寧照顧就好，當然他們也希望若有其他新的治療，也可以試試看，所以從二〇一七年的八月開始，這名病患同時進行免疫治療加上化療，治療效果不錯，腫瘤也明顯縮小，雖說沒有到完全清空，但大概也有七成以上都有消除了。

氣切的部分還是保留著，本來需要臥床的她，後來慢慢可以下床走路，追蹤期間腫瘤狀態變得比較穩定，所以二〇一八年的九月開始將化療藥停掉，剩下使用免疫藥物持續維持，每一個月打一次。直到二〇一九年的一月多，檢查發現腫瘤好像又有點變大，所以二月又把原有的化療加回來，目前還在進行治療當中。

【戰勝頭頸癌 門診案例】

六十歲男性X口咽癌復發，腫瘤包住大血管無法切除，免疫治療穩定控制

張先生是名六十歲男性，發病是在二〇一五年的五月，主要是左邊的扁桃腺位置，診斷為口咽癌第四期，做一些標準的電療和化療，淋巴結腫瘤也有做一些切除的部分。

兩年之後，腫瘤又復發了，這次復發讓他進行標靶藥物治療，因為病患覺得化療太辛苦了，不想要接受化療。不過打完標靶治療，不到半年的時間，腫瘤再度冒出來，這次，他才同意接受化療。

當時做標靶前已經有進行腫瘤切除的手術，將淋巴結的腫瘤清掉，不過現在又出現，只好打化療。然而，第一線的化療效果不好，決定幫他施打第二線化療藥物，反應也很不好，後來跟他討論，因病患本身有保險給付，保險實支實付可以到一定額度，所以開始接受免疫治療，免疫治療外還加上口服標靶藥物。

當時他腫瘤復發得很快，因為頭頸癌在復發轉移的過程中，一下子可以冒得很多，一開始用標靶藥物跟免疫藥物時，其實相對就穩定了，沒辦法到全部消除，

但是穩定到現在也有一年了，目前仍持續進行中。

外科醫師沒辦法把這顆腫瘤清完，是因為這顆腫瘤包住了頸部大血管，醫師只能盡量清除而已，但是沒有辦法把大血管整個切掉，所以才會選擇用其他方式。這也是頭頸癌麻煩的地方，儘管沒有遠端轉移，但是腫瘤包住了大血管，就無法手術切除，因為只要手術不小心切到血管，就很容易產生大出血，導致死亡風險。

因為血管的營養豐富，所以腫瘤就容易侵犯到大血管。現在的免疫治療有單用，或是加入其它治療，如何才是最好的治療結果，仍需要更多大型的臨床試驗來加以證實。

來去如風？——頭頸癌的突發性疼痛控制

國外早在一九九八年開始用第一個特殊劑型的超速效嗎啡藥物，台灣直到二〇一三年引進最新一代口頰溶片劑型之超速效嗎啡類藥物。透過貼在口腔黏膜上，號稱貼了之後，只要九分鐘，就會有止痛效果。

每種腫瘤不管在初期診斷、治療期間或末期，都會有疼痛的問題，患者並不是只有在末期才會感到疼痛，在整個罹病的過程當中，都會有疼痛感，像電療、化療期間也會令人痛不欲生。

來的快，去的快的突發性疼痛

人類的頭頸部有很多條神經血管，所以七成以上的頭頸部患者都有疼痛問題，而且將近一半的病患會經歷突發性的疼痛。在使用長效嗎啡類藥物控制後，仍會有因頸部牽引拉扯，口腔黏膜受損嚴重的「進食疼痛」，甚至到晚期患部「壓迫性疼痛」等。

突發性疼痛，有分預期性和非預期性兩種。

預期性疼痛，指的是患者知道這裡有傷口，換藥一定痛到不行，對於疼痛有心理準備；而非預期性疼痛則是，病人身上有引流管或胸管，轉身或是做了個動作，不小心拉扯到，就會產生疼痛；另外，所謂突發性的疼痛是指，三到五分鐘的時間，突然就達到最痛的等級，持續的時間也不會很久，大概就在三十分鐘左右。

一般的疼痛分級為一到十分，分為輕度、中度、重度。一到三分是輕度，大於四分以上到十分，就算是中重度的疼痛，所以頭頸部患者在三到五分鐘之內，很快就會達到中重度的疼痛，這就是所謂的突發性的癌症疼痛——來的快，去的快。

超速效嗎啡，九分鐘止痛

頭頸部包含神經、血管還有軟組織、腫瘤組織，所以我們常說的癌症疼痛，可能不是單純的傷口疼痛，而是更複雜性的全面性疼痛，可能是刺到骨頭或是神經這些比較複雜，難以用言語說明的疼痛。

一般醫師給予病患使用的止痛藥物會有固定的劑量，只要固定幾個小時吃一次，會達到某個濃度，因此在濃度以下的小痛感就會顯得還好，可以忍受，但如果是屬於突發性的疼痛，那麼還是會有明顯的疼痛感，不過只要一天小於四次，病患還可以接受；如果一天突發性疼痛了五、六次，就表示這整天止痛藥的總基本劑量已經不夠，必須調整劑量，以達到止痛的目的。

這種突發性的疼痛，現在也有新的藥物可以止痛，國際上治療突發性癌症疼痛的共識為使用「超速嗎啡類藥物」，臨床上使用的口服嗎啡類藥物，主要用來控制一般疼痛，但是對於突發性疼痛效果不張，國外早在一九九八年開始用第一個特殊劑型的超速效嗎啡藥物，像是美國蘋果公司共同創辦人賈伯斯（Steven Paul Jobs）含著一顆棒棒糖，就是藉由口腔黏膜吸收，是第一代的止痛藥。

台灣直到二〇一三年引進最新一代口頰溶片劑型之超速效嗎啡類藥物，為第三代的止痛藥，也是透過貼在口腔黏膜上，號稱貼了之後，只要九分鐘，就會有止痛效果。

特別要注意的是，必須一整天口服嗎啡藥到達六十毫克，才可以貼如此比較強的超速效嗎啡類藥物。

然而，這種藥的藥效很短，大概只能維持兩小時，由於突發性的疼痛都是突然而快速的，三十分鐘疼痛就會結束了，因此藥效可以維持兩小時，就能將疼痛抑制下去。

此外，口服藥也可以使用，但是相對於用貼的口頰溶片劑型之超速效嗎啡類藥物，口服止痛藥必須要三十分鐘才能作用，所以貼片其實算是快速作用的嗎啡類藥物。

評估止痛藥用量的「三階梯式用藥法」

一般還是依據止痛的標準，來評估止痛藥的用量，傳統採用「三階梯式」的判斷，即是所謂「三階梯式的止痛」，指的是會從非類固醇止痛藥、普拿疼等開始，待到效果不好時，再換成類嗎啡類的第二層藥物，或是嗎啡類的第三層用藥，一層一層下去，這種使用方式沒什麼太大的問題，只是病人的滿意度會不好。

如果病人一開始就是中重度了，還使用較輕微的止痛藥，那麼病人暴露在痛的時間就會拉長，所以現在有些學者和學會也建議，如果病人已經中重度了，可能一開始就可以從一些低劑量，但是強度比較高的嗎啡類止痛藥開始。

當然在治療上，還是傾向使用口服，雖然打針會比較快速，但是病人不見得一直在住院，如果是在家裡，回門診的時候，還是以口服藥比較方便。一般標準用藥程序上，醫師們的首選方式，患者能夠口服就盡量口服。

常常有病人覺得：「我不要吃止痛藥，怕有些副作用，只要忍一下就過去了！」其實並不需要忍，你忍痛，在痛的過程當中就會吃不好、睡不好，消耗體力、消耗能量，並沒有任何的好處。

一般都會告訴病人，現在疼痛只要控制到小於四分，一到三分裡面，讓自己吃得好、睡得好，本身的免疫力也會更好一點，趕快進行治療，等到治療獲得改善的時候，疼痛程度改善了，再把藥物減下來就好了，病人大概都能接受。

因此，請記得，忍痛是沒有意義的行為！

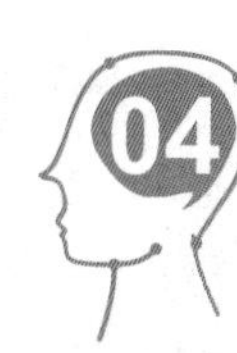

致命副作用：隱形殺手——癌症惡病質

嚴格來說，惡病質發生最主要的原因，還是身體內的癌細胞在作祟。癌細胞分泌各種細胞激素，悄悄帶走細胞中的營養，導致身體發炎，使得病患代謝能力降低……。

癌症自民國七十一年起，就一直高居國人十大死因之首，隨著醫療科技的發達，健康資訊不斷增加，癌症的痊癒率也有提升，但當患者一得知自己罹癌，仍然會「聞癌色變」，都會積極嘗試各種治療。

然而，許多民眾可能不知道，在治療過程中，有些看似平凡、最不起眼，最不被放在心上的症狀，正在不知不覺中擊垮了癌症病患，成為抗癌過程中最大的難關。

癌症惡病質，正是其中一個可怕的隱形殺手。

不起眼，卻難纏的癌症惡病質

惡病質（Cachexia）經常發生在手術之後、嚴重創傷或是敗血症等重大疾病的病患身上，又以癌症最為常見。根據統計，高達五到八成的癌症病患曾經在診斷之後，出現惡病質的情況。

癌症惡病質可以說是一種消瘦性症候群，一旦發生，病患的肌肉量就會開始流失，體重減輕，目前的標準就是在過去六個月內，體重減輕大於原本體重的百分之五以上，假設一個五十公斤的病人，過去減輕了兩、三公斤，這樣就符合一個癌症的惡病質。

之所以會產生這樣的問題，大部分在於患者食物攝取量減少，另外一個原因則是營養確實有吸收，但是新陳代謝異常，原本應該被身體吸收的營養成分，反而被腫瘤吸收了，或是被腫瘤影響而產生的結果。

腫瘤會影響到進食或營養吸收，導致病患容易在治療過程中，不管是手術還是電療、化療，體重都會下降很多。比如頭頸癌的病人，因為治療過程會造成口腔黏膜破損，或是電療後，吃東西沒什麼感覺，口水減少等副作用，都會造成食慾不振的問題。所以，在食道癌和頭頸癌中，最常見體重減輕的情況，大約佔了七成以上。

惡病質提高死亡率

許多病人會有腫瘤熱的現象。腫瘤熱就是代表病患體溫增加，但是又不像是感染性的發燒，像這類腫瘤熱性質的發燒，是一種發炎反應，消耗身體的熱量、能量。病患已經吃得夠少了，代謝又改變，就會造成體重不斷降低。

那麼，體重下降會造成什麼問題呢？病人的體重減輕，身體內部沒有能量，最後會造成存活期降低。所以像惡病質，也區分成惡病質前期和惡病質期，當體重掉的越厲害的時候，其實病患離死亡也越接近。

假使治療期間體重沒有掉下來，或是體重增加，其實都是好的現象，代表患者的身體有足夠的能量負荷整個治療期。

抗惡病質的藥劑：類固醇、口服懸液劑

「陳醫師，有沒有可以治療惡病質的藥物？」常常會有病患這樣問我。「沒有專門治療的藥物。」這通常是我的回答。

以前醫師治療惡病質都會使用類固醇，類固醇吃了之後胃口會變好，像是有人吃了類固醇之後，臉會變腫，就是這個原因，短時間吃了一週、兩週都沒有問題，但是類固醇無法長時間吃，長期食用下來會造成水牛肩、月亮臉，或是皮膚變薄等副作用，也是不恰當的治療方式。

單純補充營養品是無法治療癌症的惡病質，需從癌症惡病質的機轉進行治療。臨床上，最常用於治療癌症惡病質的藥品，是一種女性荷爾蒙——黃體激素類的藥品，現在都是以口服懸液劑給病患，這種藥劑也會讓病人的食慾變好，內容物能增加病人的瘦肉組織跟肌肉組織，口服懸液劑就不像類固醇，可以長期使用。

及早介入，給病人好的治療品質

在臨床上，惡病質可以分為三個階段：

一、惡病質前期（Precachexia）

惡病質前期的病友與一般病患的存活率相差不大，在這個時期需要積極補充營養，及早接受治療，有很大的機率抗癌成功。

病患會伴隨著厭食、半年內體重下降百分之五、代謝異常等情況，所以病患以及家屬需要時刻注意自身的體重狀況，不要單純以為是化放療引起的食慾不振、疲倦等副作用；若癌友自身及家屬未多加留意，恐難意識到已有惡病質前期的問題。最後演變至真正的惡病質階段，將會更難以康復。

二、惡病質（Cachexia）

當病患明顯感到異常而就醫時，往往已進入惡病質階段！

步入惡病質期的病患，大部分都有食量減少、體重大幅減輕，以及ＢＭＩ小於二十，且出現「肌少症」、體內發炎物質增加的問題。需盡快尋求醫師治療，避免讓情況嚴重走到晚期。

三、惡病質晚期（Refractory cachexia）

這個時期的病患肌肉組織已被大量分解，開始出現體能低落、皮包骨的現象。

因為身體已經沒有足夠的肌肉組織可以支撐，可能無法繼續對抗癌症了。

所以，一旦進入了惡病質晚期，病患將無法接受任何的治療了。通常在這個時候，只能盡量維持病患的生命機能以及病症的控制，不讓癌細胞迅速消耗他的生命力，減少病患痛苦的程度，讓他有尊嚴、沒有那麼痛苦地走完最後一程。

癌症惡病質最好的照護就是——避免它、戰勝它，病人及家屬必須開啟癌症惡病質雷達，當病人有食慾不振、不明原因的體重減輕時，請立即向醫護人員反應。

癌症惡病質的介入治療應越早越好，病人恢復食慾和體重，才能給病人更多的治療機會，也給病人更好的生活品質。

找回健康活力，拒絕癌因性疲憊症

目前認為有許多臨床上的重要因子，會直接或間接地導致其發生癌因性疲憊症。腫瘤本身、腫瘤治療所造成的身心壓力，加上病患先前已存在的症狀，因而導致身體產生相關之免疫發炎反應，進而產生癌因性疲憊症的相關症狀。

癌因性疲憊症（cancer-related fatigue, CRF）是癌症病人最常面臨的症狀、困擾之一，往往對於生活品質造成很大的衝擊。

但是，在臨床上，癌症患者很少主動提及疲憊症狀，因此導致癌因性疲憊症的問題很容易被忽略，而無法得到適當處置。

少數患者可以明確表達的癌疲憊

台灣癌症安寧緩和醫學會為了更精確了解癌因性疲憊症的盛行率和處置現況，研究調查統計分析，結果顯示高達百分之九十二的台灣癌症病患有癌因性疲憊的問題，有百分之八十三的病患曾經嘗試改善疲憊，卻只有約一半的病患主動向臨床醫護人員提及疲憊情形，更有百分之二十五的病患是需要有藥物協助治療的重度疲憊症患者。

這項研究驗證癌因性疲憊症是最令台灣癌症病患困擾的症狀，甚至超越睡眠困難、疼痛、食慾不振及憂鬱等，卻因臨床上病患極少主動或無法清楚向醫護人員描述其疲憊症狀，從而臨床人員無法給予疲憊評估和治療處置，是癌因性疲憊症造成病患生活品質低落主因之一。（資料來源：台灣癌症安寧緩和醫學會癌因性疲憊症之臨床治療指引）

我有癌因性疲憊症嗎？

癌因性疲憊症是一個自我感受的主觀現象。患者體驗的疲倦或缺乏能量的感受，每個人程度、頻率和持續時間的感覺是不同的；其疲累程度與身體的活動量不成比例，而且無法藉由睡眠或休息而獲得緩解。

患者經常描述體力耗盡，並感到異常虛弱。更簡單的說，癌因性疲憊症是身體、情感和認知在主觀意識上出現持續性疲累的痛苦感覺，疲憊與最近的活動量不成正比，而且與癌症或癌症治療有關聯。（資料來源：台灣癌症安寧緩和醫學會癌因性疲憊症之臨床治療指引）

根據美國國家綜合癌症網絡（National Comprehensive Cancer Network, NCCN）發表的癌因性疲憊症之臨床治療指引，癌因性疲憊症的定義為：與癌症或癌症治療相關，和近期活動量不成比例的疲累感，具有持續、令人感到不適，而主觀的特性，且足以影響正常生活。

根據國際疾病分類第十版（ICD-10），癌因性疲憊症診斷則需符合以下至少六項，其中A1為必要症狀。（資料來源：NCCN.NCCN Clinical Practice Guidelines in Oncology:Cancer-Related Fatigue, Version 2.2017;2017）（Yeh ET et al. An examination of cancer-related fatigue through proposed diagnostic criteria in a sample of cancer patients in Taiwan. MBC Cancer 2011;57:211-9）（台灣癌症安寧緩和醫學會癌因性疲憊症之臨床治療指引）

◆國際疾病分類第十版（ICD-10）癌因性疲憊症診斷表

A項

最近一個月至少有連續兩週期間，每天或幾乎每天都出現至少六項的症狀，且A1是必定會出現的症狀：

□ A1. 感到明顯的疲累，缺乏活力，或需要增加休息，且與近期活動程度不成比例。

□ A2. 感到全身虛弱、沉重。

□ A3. 感到很難集中精神或注意力。

□ A4. 感到平常習慣做的事都變得乏味而不想去做。

□ A5. 感到難以入睡、睡得不安穩、早起有困難、或是睡得太多。

□ A6. 感到睡覺起來還是覺得疲累、精神沒有恢復。

□ A7. 感到做什麼事情都必須經過一番掙扎，勉強自己去做。

□ A8. 因為疲累感到悲傷、失意或煩躁。

□ A9. 因為疲累不堪而事情做一半就做不下去了。

□ A10. 感到記性變差。

□ A11. 只要做了費力的事，就會持續感到病懨懨、不舒服。

B 項

□ 疲累不堪的感覺會干擾到職場工作、家務處理、或人際互動。

C 項

□ 病歷、身體檢查，或生化檢查有紀錄顯示，疲憊症狀為癌症或癌症治療所引起。

D 項

□ 疲憊症狀不是由精神共病（如重度憂鬱症、身體化疾患、身心症，或譫妄）所引起。

癌因性疲憊症臨床診斷的部分，目前已經於國際疾病分類第十版（ICD-10）當中有相當明確的診斷標準，臨床醫護人員可以參考並且根據其標準進行評估，然後將癌因性疲憊症依照疾病表現之程度，界定為輕度、中度、重度之癌因性疲憊症。

另外，醫護人員也會藉由病史與理學檢查相結合，找出癌因性疲憊症可能的原因和誘發因素。

目前認為有許多臨床上的重要因子，會直接或間接地導致其發生癌因性疲憊症，例如腫瘤本身、腫瘤治療所造成的身心壓力，加上病患先前已存在的症狀，諸如貧血、疼痛、睡眠障礙及憂鬱症等，因而導致身體產生相關之免疫發炎（IL-6），以及神經內分泌荷爾蒙等反應，進而產生癌因性疲憊症的相關症狀。

感覺好累，你的疲憊程度嚴重嗎？

疲憊會嚴重影響病患的生活，更會對其造成困擾與衝擊，因此臨床人員在照護重度疲憊病患時，可以進一步了解疲憊的症狀對於病患日常生活、每日活動，以及心情的影響程度，藉此可以依照其嚴重程度給予非藥物或是藥物的處置。

進行疲憊數字等級量表（Numerical Rating Scale, NRS）之前，先填選台灣版簡明疲憊量表（Brief Fatigue Inventory-Taiwanese (BFI-T) Form），可以將分數除以九之後，換算為疲憊的嚴重程度。

台灣版簡明疲憊量表

我們大多數人在一生中會有感到非常疲倦或疲勞的時候。您在過去一星期內您有沒有感受到異常疲倦或疲勞？	□有 □無
1、請為您的疲勞（疲倦、勞累）作評估，圈出一個最合適的數字以表示您**現在**的疲勞程度。 0　1　2　3　4　5　6　7　8　9　10 沒有疲憊　輕微疲憊　中度疲憊　重度疲憊	
2、請為您的疲勞（疲倦、勞累）作評估，圈出一個最合適的數字以表示您在過去二十四小時內疲勞的**一般程度**。 0　1　2　3　4　5　6　7　8　9　10 沒有疲憊　輕微疲憊　中度疲憊　重度疲憊	
3、請為您的疲勞（疲倦、勞累）作評估，圈出一個最合適的數字以表示您在過去二十四小時內疲勞的**最差程度**。 0　1　2　3　4　5　6　7　8　9　10 沒有疲憊　輕微疲憊　中度疲憊　重度疲憊	
4、請於每項圈出一個數字，以表示在過去二十四小時內疲勞如何妨礙您以下各方面： （0 沒有妨礙；10 完全受到妨礙）	
A、一般活動 0　1　2　3　4　5　6　7　8　9　10	
B、情緒 0　1　2　3　4　5　6　7　8　9　10	

台灣版簡明疲憊量表

C、行走能力										
0	1	2	3	4	5	6	7	8	9	10
D、正常工作（包括外出工作及日常家務）										
0	1	2	3	4	5	6	7	8	9	10
E、與他人的關係										
0	1	2	3	4	5	6	7	8	9	10
F、生活享受										
0	1	2	3	4	5	6	7	8	9	10

將以上的圈選的數字總和後除以九，算出的平均數就是疲憊的嚴重程度。

用 NRS 疲憊量表進行簡易的疲憊程度評估：若分數為零分，表示並沒有疲憊的症狀，不過可以透過非藥物的處置方法，預防癌因性疲憊症；分數為一至三分屬於輕度疲憊；分數為四至六分屬於中度疲憊；若高於七分，則為重度疲憊，需要格外關注，並且尋求醫師的藥物治療。

疲憊數字等級量表（NRS），在一條十公分的水平直線上，最左處為零，代表完全沒有疲憊症狀；最右端是極為嚴重的疲憊症狀。根據病患本身的疲憊經驗，將程度量化之後，表達在等級量表上。

由於是病患自我評估的量表，因此極為主觀，所以醫師可以按照這個量表了解病患疲憊的程度，加以進行治療。

＊參考資料來源：（台灣癌症安寧緩和醫學會癌因性疲憊症之臨床治療指引 , p.88）

能量保存法，休息與活動達平衡

癌疲憊的患者，即使沒有做大量消耗體力的活動，仍會感覺到疲憊，就算是休息了也無法緩解這種疲憊感，對於生活也會造成一定的影響。但是，生活中總會有許多事情需要處理，總不可能都放著不管，這個時候該怎麼辦呢？

癌症病人在初診斷時，應提供接受一般照護，如衛教及能量保存法，以利提高病人對疲憊的自我覺察和評估能力；同時應教導病人紀錄和回顧疲憊嚴重程度的過程，找到自己的生活適應節奏，並協助病人尋求專業醫護人員提供協助。

所謂的能量保存法，意指病患在極度疲憊的高危險時期，應謹慎規劃自身的能量分配，別將力氣花在不該使用的地方，合理分配體內有限的能量，降低能量耗損，平衡休息與活動。其具體的六項策略包含：

一、**設定活動優先順序（setting priorities）**

選擇自己覺得最重要的事情，並思考哪些事對自己最重要？哪些事是自己必須做的？是否可改變做事方法，或交由家人或朋友幫忙完成？

二、**分配工作**（**delegating**）

將工作分配給其他人或尋求協助，習慣仰賴他人來完成工作。

三、**計劃活動方式**（**planning**）

思考哪些事情能在短時間內輕易完成，以及是否為想做或必須做的事；另外可將工作分階段進行，如用半天先做一部分，其餘則以能量耗損較少的方式。

四、善用能量最高峰的時間（**acting during times of peak energy**）

思考一天之中的哪一時段最有精力，盡量在該時段安排工作，以收事半功倍之效。

五、**調整步調**（**pacing**）

調整工作、運動，及休息的比例，依輕重緩急調整任務；同時在做事期間應安排短暫的休息，讓自己更有精神來完成事情。

六、**休息**（**rest**）

在感到疲倦時，坐著放鬆或坐一些喜歡做的事，如閱讀、聽音樂、看電視等；若真的想睡也只能小睡片刻，不應超過十五至二十分鐘。

因此，自己要分配好自身的能量支出，調整工作、運動，及休息的比例，依輕重緩急調整任務，當然家人的支持協助也很重要，可以減緩癌疲憊的發生。

參考資料來源：

（Barsevick AM. Energy Conservation and Cncer-related Fatigue. Rehabil Oncol 2002;20:14-7）

（Barsevick AM et al. A pilot study examining energy conservation for cancer treatment-related fatigue. Cancer Nurs 2002;25:333-41）

（周繡玲、唐婉如癌症相關疲憊與能量保存活動處置《腫瘤護理雜誌》2008;8:13-24）

（台灣癌症安寧緩和醫學會癌因性疲憊症之臨床治療指引）

非藥物與藥物治療，改善疲憊症狀

根據台灣癌因性疲憊症之臨床治療指引建議，目前非藥物治療有下列幾種：

一、**運動**：許多研究文獻證明，運動是最佳的治療策略，也是最受歡迎的治療方式。

其實並沒有特定哪種的運動，只要保持規律持續運動，漸進調整每週至少三次，每次三十分鐘的低或中強度運動，可以降低癌症病患疲憊感，增加身體的耐受度，改善生活品質。

「陳醫師，你的肚子又變大了，怎麼又變胖了呢？要多多運動啊！」回門診就診的張阿姨對我說。

依稀記得在門診時，常會告訴頭頸癌病友要多運動，結果自己也太沒有說服力了，自己都沒做到，還要叫別人做！

因此，有一次傍晚，心血來潮在醫院的運動場慢跑，遇到來住院做治療的頭頸癌病友和太太，正在操場內快步走運動，我便說：「你們也來運動啊。」頭頸癌病友說：「對啊，陳醫師，你不是交代我要多多運動啊，我都有照做哦。」聽到回答後，更覺得自己太慚愧了，所以下定決心要來規律運動，規律慢跑。

非常感謝長跑專家——蘇文彬教授教導如何不傷身體的慢跑運動，如何循序漸進慢慢進步，因為一百多公斤的體重，若是缺乏正確的方式，很容易造成身體的傷害，持續規律的運動之下，的確使我的精氣神都好很多了。

二、**心理社會措施**：認知行為治療、心理支持、壓力處理、正念療法。

有一些生活習慣上的改變，如菸、酒、檳榔等不良生活習慣戒除，能夠減少頭頸癌的復發，也可以減少癌因性疲憊。

三、**睡眠衛生：**鼓勵固定睡眠與起床時間，並搭配放鬆訓練。

門診時，也常會衛教頭頸癌病友充足睡眠，可以使免疫力增強及維持，其實人體自身的免疫力對於腫瘤就有一定的抑制力，所以高品質的睡眠很重要。

四、**營養處置：**評估飲食攝取狀況，並適時的轉介營養師。

增強及維持我們的免疫力，除了充足睡眠之外，就是足夠的營養了，所以均衡營養攝取相當重要。

當患者在非藥物治療方面，疲憊感仍然得不到緩解，就可以使用藥物治療的方式，讓病患在抗癌過程中，能夠改善疲憊的症狀，維持原來的生活品質。

目前臺灣的藥物治療使用，會根據病人本身的情況，適時地給予藥物協助：

一、**精神刺激藥物（methylphenidate）**

Methylphenidate 這種藥物，目前被核准於過動症及發作性嗜睡症的治療，用藥前應該謹慎考量，謹遵醫囑。

二、類固醇藥物（methylprednisolone, dexamethasone）

使用類固醇，短時間內可以吃個一週或是兩週都沒問題，但是無法長時間吃，長期食用的話，恐會造成水牛肩、月亮臉，或皮膚變薄等副作用。

三、黃耆多醣注射劑（PG-2）

中藥用於改善癌因性疲憊症的研究，主要有黃耆和蔘類。黃耆多醣注射劑一種中藥的黃耆萃取物，有小型研究顯示使用PG-2，可以有效改善癌症病人的癌因性疲憊症，但仍需要更大型的臨床試驗來證實其療效。

癌症患者應勇於向醫護人員或是親近的人表達自己的疲憊症狀，並且定期評估自己的疲憊情形，主動與醫護人員討論，配合治療，緩解自己的疲憊感並且提升生活品質，調整工作、運動，及休息的比例，讓自己有足夠體力去對抗癌症病魔。

（參考資料來源：台灣癌症安寧緩和醫學會癌因性疲憊症之臨床治療指引）

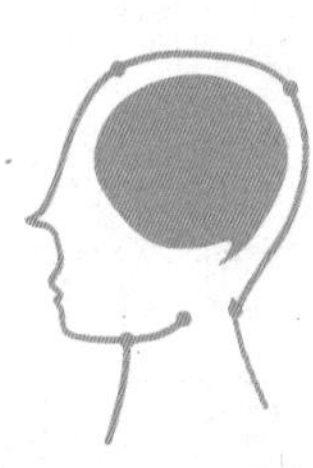

Part 04

為癌「首」護，最美的善終——
頭頸癌末期安寧照護

※安寧故事協力：
蔡惠芳社工師／諮商心理師

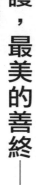

人的一生終究會經歷生老病死，身體的不適，面對長久不癒的鬱結心理，以及社會上角色調適等各方面的影響，對於罹患不可治癒的癌症病患而言，是一段相當痛苦的過程。

安寧療護的「五全照護」，可以協助患者與家屬平順地度過這段時期，最後讓病患有尊嚴的離開。

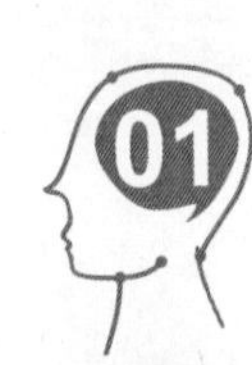

終止積極性治療，讓你體面地走

所謂的安寧照護，指的是針對所有治療都沒有反應之癌症末期病患，提供積極性及全人化的照顧。透過疼痛的控制，減緩病患身體上不適的症狀，同時緩和病患以及家屬身體、心理上悲觀的情緒……。

癌症治療的方式，除了傳統上的手術、化學治療、放射線治療、免疫治療及標靶治療外，安寧緩和醫療也是一種完整且互補的療護計劃，它並不只限於癌症治療失敗後的替代療法。

人生終點前的加油站——安寧照護

根據世界衛生組織（WTO）的定義，所謂的安寧照護，指的是針對所有治療都沒有反應之癌症末期病患，提供積極性及全人化的照顧。

主要是透過疼痛的控制，減緩病患身體上不適的症狀，同時緩和病患以及家屬身體、心理上悲觀的情緒，也就是說，安寧照護在尊重生命的基礎上，陪伴病患度過人生最後一程，並且輔導家屬重新以樂觀的心情，面對未來的新生活，不再沉浸在悲傷之中。

事實上，已經經歷過所有的治療，忍受了無數次的疼痛，卻絲毫不起作用，對這個時期的癌末病患來說，生活的品質優於生命的延續。從尊重病患意願的角度上來看，病患有知以及選擇的權利，因此需尊重他自身選擇的治療、照護方式。

因此，若是將「安寧照護」與「放棄治療」劃上等號，其實是一件不很公平的事情，同時也將安寧照護的美意曲解了。

安寧照護，優雅告別世界

安寧照護的服務對象，大多是以無法再進行有效治療的末期病患為主，健保局自二〇〇九年開始，將「住院安寧療護」以及「安寧居家療護」的範圍擴大，除了癌症末期病患、漸凍人之外，另外也新增了其他疾病類別的病人，其中包括：失智症、心臟衰竭、慢性氣道阻塞、肺部其他疾病、其他大腦變質、慢性肝病及肝硬化、急性腎衰竭以及慢性腎衰竭，讓他們也可以享有安寧照護的照顧。

安寧照護提供病患以及家屬「五全」的照護：

- 全人：提供病患身、心、社、靈全面的照顧。
- 全隊：包括醫師、護理師、社工師、心理師、宗教師、復健師、志工等專業的醫療團隊，從各個面向支持並協助末期病人及其家屬。
- 全程：從一開始的接觸，提供全程的陪伴照護，直到病人過世之後，輔導家屬走出悲傷的困境。
- 全家：以病患和家屬為中心，關心全家的身心狀況。
- 全社區：落實「去機構化」，完成大部分病人想要「落葉歸根」的心願。

人的一生終究會經歷生老病死，身體的不適，面對長久不癒的鬱結心理，以及社會上角色調適等各方面的影響，對於罹患不可治癒的癌症病患而言，是一段相當痛苦的過程。

安寧療護的「五全照護」，可以協助患者與家屬平順地度過這段時期，最後讓病患有尊嚴的離開。

治療無效，緩和性治療啟動！

頭頸癌的期別分類，一、二期是早期，三、四期是晚期，雖說是晚期，但存活期不一定就會很短；至於末期，指的是經過醫師的判斷，針對腫瘤不再做積極性的治療，存活期不到半年，此時就是所謂的末期。

舉凡像是頭頸癌第四期，治療完後只要沒有復發，存活期也可能有五、六年以上，所以末期跟晚期還是有差異的。

病人若是遠端轉移後，平均存活期是十個月，不到一年，若是病患願意接受積極治療，還是會給予積極性治療。當然，前面說的存活期是一個平均值，有些人可能在平均值的右側端，給予一些藥物治療，對於腫瘤可能會有些效果，也因此可以存活得比較久。

然而，當持續積極性治療對病人的好處遠低於壞處時，才會試著終止積極性的治療。通常這個時候，病患本身也承受夠了反覆復發、治療的惡性循環，希望可以緩和性治療，而陪伴在旁的家屬看見了病患在治療過程中的不舒服與辛勞，大多會尊重病人自己的選擇，也會同意給予病人安寧的照顧。

病人自主權法，尊重病患的選擇

二〇一六年公布的《病人自主權利法》，自二〇一九年一月正式執行，這是很重要的法規，可以讓病患自己選擇接下來的路想要怎麼走。

《病主法》是台灣第一部以病人為主體的醫療法規，也是全亞洲第一部完整保障病人自主權利的專法，適用對象不再僅限於末期病人，而是增加五款臨床條件，讓病患自己可以選擇最後的治療方式。不僅保障了病人的醫療自主，以及想要善終的權利，也讓醫病之間的關係更為和諧。

《天下雜誌》做過問卷調查研究，如果說自己本身積極接受治療或處置後，可能變成植物人，最後有百分之九十以上的受訪者都決定不要接受治療；但情況變成自己的家人，接受治療有可能會變成植物人，百分之七十的受訪者決定不接受治療，然而，仍有百分之三十的受訪者選擇會同意家人繼續治療。

當這種情況發生時，與其讓家屬在這之間困難掙扎，不如尊重病人自己的決定，這樣也能緩解家屬的愧疚感。

因此，《病人自主權利法》的立意是良善的，歐美在一、二十年前就已經討論了這個議題，而二〇一五年公布的全球臨終安寧照護死亡品質評比，在八十個國家中，台灣推廣安寧是第六名，所以安寧的理念在台灣推廣可說被順利落實。

病人跟家人進入安寧療護的起點，是很關鍵的部分，當然醫師端也會仔細評估考量，當治療的好處遠低於壞處，身體也已經承受不住繼續治療時，就會終止積極性的治療。

當然有一些頭頸癌的傷口，側面都可以看到解剖的結構，要這樣的傷口不痛，真的很難，疼痛的控制及突發性的疼痛緩解是很重要的一環，還有腫瘤傷口帶來的異味感，對病患的心情及情緒都有很大的影響。

所以像是在安寧病房，有些腫瘤部位會有些味道散出，就可以藉由精油沖淡味道，還可以利用換藥的方式，減緩傷口的異味，這些在安寧病房都有專業的護理人員協助，家屬以及病患並不需要擔憂太多。

佳宏醫師的「頭頭是道」

預立醫療決定，為自己發聲！

預立醫療決定（Advance Decision, AD）指的是在事先立下書面意思，當病患符合特定醫療臨床條件（末期病人、不可逆轉之昏迷、極重度失智、永久植物人、其他政府公告之重症）時，病患本人希望接受或拒絕維持生命的治療、人工營養、流體餵養，或其他醫療照護、善終等相關意願之決定。

但簽署這份決定書之前，須符合以下這幾個條件：實際年齡滿二十歲之成年人或是已合法結婚之未成年者，並且經過預立醫療照護諮商（ACP）後，經過見證人的簽署，才算是生效，並記錄在健保卡中。

宏佳醫師的「頭頭是道」

預立醫療照護諮商

預立醫療照護諮商（Advance Care Planning, ACP）是讓預立醫療決定書生效的法律必要條件。這是病患（意願者本人）與醫療團隊、二等親內的親屬、醫療委任代理人進行溝通的過程，商討當病患處於特定臨床條件，意識昏迷、無法清楚表達自身意願時，決定接受、終止、撤除或不施行維持生命的治療。

在整個過程中，家屬可以了解到病患的真實心願，也可以達到醫病關係之間的和諧。將決定權歸還給病患，可以降低家屬幫他人做決定後，所造成的壓力與愧疚感，同時也因為尊重、支持病患的決定，體認到自己是實現最親愛的人願望的幫助者。

溫柔的舒緩方式，安寧療護之舒適護理

安寧照護不僅強調病患的自主權，同時也希望病患在人生中最後的一段路上，可以提高生活品質。

所以，安寧病房的醫護人員都需要覺察病人的需求，以及提供舒適的照顧，甚至教導病患如何傾聽身體的聲音，選擇適合自己的照顧方式，才可以在辛苦的抗癌路程中，減輕不舒服。

癌症治療的過程中，腫瘤以及治療後的傷口都會為病患帶來不適，如果醫護人員沒有仔細疼痛控制的衛教，半夜可能會痛得睡不著覺、無法進食等等，病患以及家屬可能就會一直忍受著治療帶來的痛苦，甚至將這些痛苦當作是理所當然，生活的品質一再降低，直到離世的最後一天，仍在痛苦中渡過。

安寧照護不僅強調病患的自主權，同時也希望病患在人生中最後的一段路上，生活品質可以提高。所以，安寧病房的醫護人員都需要覺察病人的需求，以及提供舒適的照顧，指導病患傾聽身體的聲音，選擇適合自己的照顧方式，才可以在辛苦的抗癌路程中，減輕不舒服，得到真正的安適。

向外的通道，四招維持口腔清潔

口腔問題是頭頸癌症末期病患普遍會發生的情形，口腔狀況所衍生出來的清潔、疼痛均會影響到病患的生活品質。由於口腔具有溝通、社交生活的功能，因而當病患無法利用嘴巴說話時，也會造成精神上的損害。

癌症病患因治療的因素，或是癌細胞的侵犯等致病患發生口腔炎、潰爛、感染、口乾等問題，為了減少因傷口導致的不良影響，同時也緩解病患之痛苦，口腔護理是相當重要的存在。

病患可能會因為化療或放療、口腔黏膜損傷、情緒等因素，導致口乾、口臭、口腔炎，以及舌苔的症狀，下面列出幾項安寧的照護建議，藉此提高病患的舒適度、預防感染。

一、**維持口腔清潔，促進唾液分泌：**每天護理至少四次（早上起床、進食前、睡前、口腔內有分泌物時），使用軟毛牙刷、海棉棒或是紗布代替口腔棉棒。可使用茶葉水（可去除臭味）、檸檬水（促進傷口癒合、減輕口乾）、甘草水（促進唾液分泌、減輕口乾）等天然的漱口劑，為病患進行護理。

二、**念珠菌感染時：**使用 Mycostatin 粉劑泡水，含漱吞下。

三、**疼痛時：**可以使用口腔黏膜貼片治療突發性疼痛，局部麻醉劑加入 Mycostatin 的漱口水中一起使用，或是含著冰塊麻痺神經止痛。

四、**有異味或有傷口時：**想要清除口中的痰或是血塊，可以使用精油加上生理食鹽水含漱使用，但要避免患者將精油水吞下。

五、**清除舌苔：**將新鮮的鳳梨薄片含入口中，記得不要馬上吞下，藉以清潔舌頭。

口腔是人體向外開口的通道，當免疫力及唾液分泌正常時，較不會引起感染的機會，一旦免疫力降低或唾液分泌減少，感染的機會就會攀升。

因此，提供合宜的口腔護理，改善病患的口腔衛生及增加其食慾，增進病患的舒適，並維持生活品質，達到有效的治療狀態。

正確翻身擺位，遠離褥瘡侵襲

大部分的末期病患長期臥床，所以需要定時翻身避免產生褥瘡，而正確的擺位可以讓病患維持舒適。

床墊的硬度要適中，維持床單的平整，不可太硬或是太軟，都會讓病患感到不適，導致無法有良好的休息。可以在病患身體中段處鋪上浴巾進行移位，不僅可以省力，還可以避免拉扯到病患肢體造成不舒服，當協助病患翻身時，請避免用拖拉的方式，可能會因為摩擦而讓皮膚受損破皮。

翻身的頻率至少每兩小時翻身一次，改變姿勢一次，然而，當你替患者翻身時，發現他的皮膚因為壓力呈現紅腫的現象，翻身的時間則需要再縮短，對於高危險因子之病患須每三十分鐘至一小時內翻身一次，以免造成危險。

進食後半小時內，不要翻動病患的身體，食物還未消化完全，可能會造成病患反胃嘔吐，必要時也可以使用氣墊床、脂肪墊等工具，減輕病患身體的壓力，避免壓瘡形成。

按摩穴道，有效緩解不適

癌症末期的病人可能因為罹患惡病質導致營養不良，或是長期臥病在床，身體循環代謝差，導致四肢凹陷性水腫（Pitting edema），或是使用擦澡方式清潔身體，導致皮膚乾燥，所以手足的護理對於癌末病患來說，是生命中最後的珍貴享受。

腳底有人體的「第二顆心臟」之稱，醫護人員使用乳液，配合正確的經穴按摩，舒緩僵硬的身體，增加病患的舒適感。若四肢有傷口、起水泡、甲溝炎、發紅化膿、瘀青、傳染性皮膚炎，或是正在執行任何治療期間，都不適宜進行按摩。

為病患做足部護理時，同時運用美足機，藉由蒸氣促進血液循環，合併腳底的穴位按摩，可以增加病人足部舒適與減輕水腫。

也可以藉由芳香植物萃取的精油做為媒介，以按摩、泡澡或薰香的方式，經由呼吸道或是皮膚吸收進入人體，舒緩病患精神壓力、改善身心的一種輔助療法。

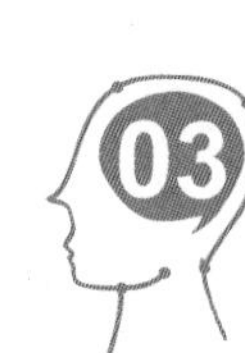

心靈的照護，好好說再見！

在安寧照護中，家屬可能會有「預期性哀傷」，因為知道快要失去親人而產生的悲傷感。

此時就須要心理師介入輔導、陪伴，讓他們不再沉浸在悲傷之中，轉而以樂觀的心態面對死亡。

癌症末期的病人除了傷口、疼痛的問題之外，還有長久以來顏面上的傷口，造成了人際關係和社交等心理層面的影響。

所以，安寧照護需要先解除身體上的痛苦，再深入了解病患因疾病導致的心理反應與靈性需求，才可以提供較為完善的照顧。

顏面缺陷致鬱，鐵面器具重建自信

曾經有一個病患——小吳，癌症復發之後，腫瘤成長巨大，因此手術後在側臉開了一個大洞，從側面就能一眼看出骨頭結構。由於外科醫師幫他將腫瘤清除乾淨，近兩年來都沒有再復發的現象，只是開刀的部位已經變成一個永久的傷口。

「最近發生什麼事了嗎？怎麼包成這樣？」全身包得密不透風，當小吳來複診，我差點認不出他來了。

「因為我不想再被人盯著看，好像我是怪物一樣……。」小吳沮喪地說，「除了要來複診之外，我已經很久沒有出門了。」

為了讓傷口可以透氣，不讓它再次發炎，只能利用紗布遮蓋住，基本上傷口還是裸露在外面，每次外出時，都會受到路人的注視，甚至有些人會有明顯的害怕神情，小吳開始變得不想出門，就算要出門也選擇在日落後，並且將自己臉部遮住，不想讓自己暴露在許多人的視線中。

後來，陽光基金會因故得知了小吳的情況之後，為他量身打造了一個鐵面器具，遮掩住傷口的缺陷，減少了因為傷口而阻礙了他的人際關係和社交互動等心理影響，讓小吳可以勇敢地面對接下來的人生。

「醫師，我現在已經可以走在陽光之下了，就算還是會受到注目禮，但已經不再是那種看見怪物的眼神了。」小吳在複診的時候，開心的表示：「重點是，還讓我跟新認識的人有了話題，也成為了朋友……。」

顏面的傷口已經無法修復，若是忽視了病患對陌生人的想法，可能就會造成病患心情憂鬱，就算腫瘤已經不再復發，也可能造成心理上的不健康，這個時候的病患已經相當脆弱，需要外界援手的幫助。

孤獨對抗病魔，家庭因素多

頭頸部癌症末期患者自殺比例相當高，為了可以更加理解病患心中所苦，以及想要協助他們度過這一難關，研讀了心理腫瘤醫學會創會理事長方俊凱主任的《傾聽情緒：罹癌長輩與家屬的心理照顧》（博思智庫出版），以及很多關於癌症病患及自殺的文章，專門研究癌症病患輕生的相關內容。

家人的支持與關心，對病患來說是最重要的，若只有自己孤單一個人，那麼他將會很難支撐下去，就會有想要自殺的悲觀想法；如果有家屬的陪伴照顧，心裡頭至少還有一些信念，不太會輕易走向輕生的路途。

然而，在安寧病房或是頭頸癌的治療過程中，常常看到很多隻身一人前來就診的病患，小孩子和太太不是很少陪同，不然就是完全不來，一問之下才發現，這類的病患大多都是家庭成員之間不和諧，可能是不稱職的丈夫，或是不好的父親，在年輕時沒有好好照顧家庭，才會導致這樣的結果。

當生病時，需要家庭成員針對治療方式進行溝通討論時，只有社工師協助把所有家人都找了過來，才願意在醫院露面。

在當醫師的這十幾年來，也有看過即使對太太不好，生病時，太太還是願意來照顧先生的案例；也有夫妻的感情非常不好，甚至已經離婚的境地，然而當其中一人生病時，另一人將以前的事情拋開，專注於照顧病患的過程中，夫妻之間的感情也慢慢獲得修復了，後來在安寧病房再一次舉辦婚禮的例子，這些愛恨糾結的修復與和解，也算是達到了安寧療護在病患心理照護的目的了。

有時候在查房時，看到病患孤單一人躺在病床上，他的兒女總是愛理不理、要來不來，其實背後都有一段故事，尤其是在頭頸癌的族群上，更可以看見人間百態。

頭頸癌族群在家庭支持方面較為薄弱，家人都不願意出面也很多，病患在面臨癌症的噩耗已經相當迷茫，如今家人都不在身邊，一下子也不知道該怎麼辦。所以，團隊在照顧上就要相當留意，除了醫師和護理師之外，還要再加入社工師、宗教師與心理師一起支援輔導。

家屬心理照護，解開心結不留遺憾

除了病患本身的心理方面，家屬的心理也是安寧療護的一大重點。

在安寧照護中，家屬可能會有「預期性哀傷」，因為知道快要失去親人而產生的悲傷感，此時就須要心理師介入輔導、陪伴，讓他們不再沉浸在悲傷之中，轉而以樂觀的心態面對死亡。

從病患進行診斷、治療，到了最後癌末，短則幾個月，長則好幾年，但無論過程多久，很少有家屬可以準備好面對親人的離世，有一次與一名家屬談天，她跟我訴說著她的心理歷程：「有時候我覺得自己已經看開了，可以接受他放手離開，但是有時候又覺得還是會放不下，想到他快要離開我，我感覺會隨時崩潰……。」

有這種想法的不只這位家屬而已，大多人都會經歷這種擺盪歷程，這時，心理師要做的就是從家屬的角度出發，採取同理、陪伴。

同時，也可以適時引導著家屬回憶與病人之間的對話，讓他們可以在僅剩的時間裡，互相表達對對方的感謝，或是化解以前的心結、道別等，藉此讓家屬和病患不會留有遺憾，也可以讓家屬以自己的力量，走過悲傷。

佳宏醫師的「頭頭是道」

安寧療護，還能繼續免疫治療嗎？

「醫師，我爸爸已經進入安寧照護的階段了，還可以繼續做免疫治療嗎？」一位家屬進入診間，詢問能不能繼續幫她父親治療。

關於這方面的議題，在二〇一八年安寧緩和醫學會年會時，剛好提到了免疫治療在安寧照護上的角色。以安寧照護的角度上來看，末期病人已經接受安寧照護，同時若要繼續接受免疫治療（自費），也算是一大筆的費用。

萬一病患花了這筆錢，治療的效果卻不好，就有可能造成病患家庭經濟上的負擔，所以是否繼續接受這些治療，都需要進行仔細考量與家庭會議討論，彼此之間可能會有意見衝突，需要與醫師進行整體評估，這個問題沒有標準答案。

第二次的婚禮，嫁給體貼的心

在婚禮過程中，有一個志工就問新娘：「這一輩子，妳結了兩次婚，可是都嫁給同一個人，一個是在他年輕、英俊瀟灑的時候；一個是在他病入膏肓、骨瘦如柴、坐輪椅，還做了氣切，不時會冒痰出來，哪一個是妳想要的？」

在擔任頭頸癌專科醫師的這些年，經常會遇到一些讓我印象特別深刻的案例。

老鍾年紀大約五十多歲，過去的生活一直都是跟香菸、酒精、檳榔為伍，後來罹患了頭頸癌，因為手術開刀使得他無法說話。每天查房時，都可以看見一名女性任勞任怨地照顧著他，後來才得知原來她是老鍾的前妻，多年前因為無法忍受老鍾長年不務正業，甚至還會家暴，只要不合他意便會對前妻拳頭相向，最後提出了離婚的要求。

脾氣暴躁，一言不合就開砸

因為生病的關係，老鍾現在不能罵出口，但我相信要是他可以說話，任何難聽的問候語、三字經都會飆出來。儘管沒辦法發出聲音，在病房的大家仍然可以感受到緊繃的氣氛，只要一不高興，老鍾的腳隨時都可以飛踢出去、吐口水，甚至拿起點滴式的塑膠繩往前妻身上甩。

由此，可以得知，他們之前的相處模式。就當我們以為太太會負氣離去，然而她卻依舊忍辱負重地照顧著老鍾。

團隊裡有一位靈性關懷人員，俗稱「牧師」（有些團隊則是法師）。這名牧師常常去陪伴著老鍾，他當然還是一不高興就這邊踢、那邊甩的暴戾態度，可是靈性關懷人員依舊不厭其煩地每天跟他聊一聊，嘗試撫慰他的心。

他對於前妻的態度，負責病房的護理師都替前妻感到不值，也經常勸告老鍾不要這麼對待照顧他的人，依舊毫無效果，老鍾以前怎麼樣，現在還是怎麼樣。

後來，已經看不太下去的醫護人員被迫立下規定，毫不客氣對他說：「這裡是醫院，不是可以讓你動手動腳的地方，在這裡不可以打人、不可以吐口水！」

也許是嚴厲的神情與話語起了效果，漸漸地，老鍾終於不再有粗暴的行為。

生命本身有一種轉換的力量，只是怎麼轉換的，我們有時候都很難講述出來。

一塊痠痛貼布，拉近兩人之間的距離

有一天，老鍾的前妻感動地拉著護理師說：「妳知道嗎？剛剛我先生看見我提著大包小包的，他竟然讓看護去買痠痛貼布給我欸，這是我們認識這麼多年來，他第一次心疼我……。」

原來，老鍾現在已經吃不太下食物了，但是前妻每天還是會提著親手做的便當給他吃，這天可能是外頭的天氣太炎熱，前妻進入病房時已經有些昏沉沉的了，手也沒有力氣。老鍾正要因為前妻太晚過來而發作時，看見她捏著肩膀，不禁有些心疼，趕緊請旁邊的看護到醫院的藥局買痠痛貼布。

聽到這段話，還是有些感慨，前妻為了老鍾做了這麼多都不計較，現在居然因為老鍾的一句話而感動落淚。

後來，發現老鍾與前妻之間的關係有些緩和了，他的脾氣不再一點就爆，有時候還會心疼前妻一直在家裡與醫院奔波。直到有一天，老鍾遞了一張紙條給醫護人員，上面寫著一句話：「我想要把太太再娶回家。」也是這張紙條讓我們知道，原來他跟太太是離婚的狀態。

這段日子以來，我們也可以看到老鍾的改變，也很願意幫他舉辦這場婚禮，但重點還是前妻的意願。

安寧團隊便跑去詢問：「老鍾說要把妳娶回家，妳願不願意？」前陣子的痠痛貼布是他們之間關係的轉折點，因為那塊貼布，讓前妻發覺先生變了，變得體貼了，最後，前妻眼眶泛淚點著頭答應了。

現在的這個人，才是我想要的！

老鍾家的經濟不是很好，婚禮還是安寧團隊東拼西湊下的產物，包括拍婚紗，地點就在醫院的安寧病房。掛上簡單的紅布條，貼上用列表機印出來的「囍」字，因被兩位故事感動而善心贊助的婚紗廠商，不僅提供了禮服，還幫他們拍了一組婚紗照。

雖然預算沒有很多，不過婚禮辦得可是有模有樣，主治醫師還當了兩人的證婚人。婚禮當天，儀式和交換戒指的過程都很完整，沒有因為是再婚而簡略。老鍾的治療過程因為兒子還在上學，沒有太多時間照顧爸爸，不過結婚這種重要時刻，兒子當然也有來一起見證。

安寧團隊裡面不只有專業人士，還有安寧志工，所以婚禮上也有這些志工夥伴的協助，在婚禮過程中，有一個志工就問新娘子：「這一輩子，妳結了兩次婚，可是都嫁給同一個人，一個是在他年輕、英俊瀟灑的時候；一個是在他病入膏肓、骨瘦如柴、坐輪椅以外，還做了氣切，不時會冒痰出來，哪一個是妳想要的？」

太太轉頭看向了先生，用剛戴上戒指的那隻手握住老鍾的手回答：「現在這個，才是我這一輩子最想要的人。」

在場所有人看見新娘旁邊這位坐輪椅的病人，那麼瘦弱、痰還會不時地卡住，因為喉嚨氣切，連西裝的領結都沒辦法戴；由於放射治療，也讓他面容看起來黑黑的。難以想像的是，對他太太來講，這個人才是她要的丈夫，她要的其實是那顆心，會幫她貼貼布那等小事的體貼的心。

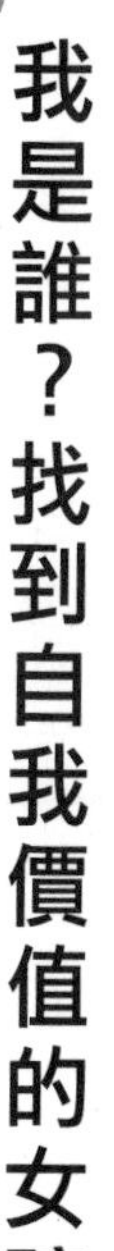

05 我是誰？找到自我價值的女孩

蘇蘇來看診的時候，是個活潑外向，而且多才多藝的女生，自從患病之後，整個人就變得很封閉。

當病情惡化後，除了幾位固定換藥的護理師，她不願意讓其他人看到臉和傷口，很長一段時間，病房的簾子也總是拉起來，不讓別人見她，完全把自己封閉起來。

頭頸癌大多都是因為不良生活習慣造成，但也有例外。

除了不良生活習慣以外，癌症的發生，跟個人的基因、體質都有關係，有些人的體質、基因容易誘發癌症，有時候在口腔上有一些病變、感染，中間只要有一個基因轉變，細胞就有可能癌化。

所以，為什麼有些人會有癌前病變、零期等現象，其實這就表示細胞已經有了變化。

腫瘤復發，侵襲整顆腦袋

蘇蘇的五官長得非常秀氣，有點像是鄰家女孩的感覺，平時也沒有不良的生活習慣，卻很遺憾地罹患了口腔癌。口腔癌初期當然是採取一些正規治療，比如該切除的部分切除，但手術切除後，有些人的運氣會比較不好，腫瘤很快又從傷口復發出來。蘇蘇就是這樣的例子，而且她的癌細胞屬於凶猛類型。

一般人切完後可能嘴巴就是小小一個洞，切完就沒事了，但她切完又復發，癌細胞甚至整個蔓延，不管醫師怎麼切，腫瘤還是長了出來，到最後蘇蘇整個半邊的臉都被癌細胞侵蝕了，後期眼睛就只剩下眼窩，連帶腦都被癌細胞入侵。

人的腦組織由周邊神經血管提供營養，故可以看到有脈搏的腦組織，但後來她的腦漿也被入侵，有時候會滲漏，再加上血管被癌細胞侵蝕，導致每次幫她換藥時，傷口常常都在滲血。

活潑女孩無法面對臉部傷口

其實因為病程持續進展下，也會大概預估到，她可能會在什麼時候因為大出血而離世，因為癌細胞侵蝕得實在太深，使得半邊臉整個都被吃掉了，就算頭頸癌的病人在某些時候可以繼續存活著，但生活品質並不會太好。

第一次手術之後，就已經影響到蘇蘇的外觀了，因為口腔有神經系統，開這個部位的刀，很容易影響到臉部肌肉，當她要大笑時，可能會無法控制肌肉，讓蘇蘇的臉會有些歪曲。

蘇蘇在來看診的時候，是個活潑外向，而且多才多藝的女生，自從患病之後，整個人就變得很封閉。當病情惡化後，除了幾位固定換藥的護理師，她不願意讓其他人看到臉和傷口，很長一段時間，病房的簾子也總是拉起來，不讓別人來見她，完全把自己封閉起來。

很多同仁都去探訪過她，大家都知道她的苦，傷口不僅痛、還不能說，最後甚至把自己封閉起來，我們害怕蘇蘇會得了憂鬱症。

事實上，蘇蘇的家庭完整，家人也都在背後支撐著她，但她就是沒辦法面對容貌上的改變，她的病情還不到會立即死亡的地步，除非大量出血，因此她在長達一年的時間裡都活得很辛苦。

什麼都沒有了，我又是誰？

因為疾病的關係長期住院，安寧團隊更貼近她的痛苦，儘管我們希望可以關懷她，卻找不到任何東西來打開她的內心，臉對一個女生來講太重要了，每個人看自己都希望自己是一張完好的臉。

所以為什麼頭頸癌的病人，在醫師、護理師離開之後，最常看到他們的姿勢都是拿著鏡子，除了看自己的傷口外，很多時候他們看鏡子方式是這樣的：他把鏡子放在鼻子的正中間，這樣看見的臉就會是完整狀態。有沒有病人是不看鏡子的呢？也有，但相對於其他疾病來說，頭頸癌患者會特別拿鏡子看自己的比例相當高。

儘管隔著一個簾子，我們仍不放棄地每天都到蘇蘇的病房跟她聊天，她也慢慢地願意接觸醫療團隊的人。蘇蘇為什麼會有這樣的轉變呢？我覺得受苦是一件很特別的事情，有時候當你講不出苦的時候，苦就只能往心裡面沉澱，當妳苦到不能再苦的時候，生命反而會有一個翻轉。

蘇蘇開始問自己：「我再也沒有本來的臉了，那我又是誰？」這是很多患者都有過的想法，當我再也沒有這些頭銜、位置時，我用什麼證明自己的存在？

也許對於這個女孩子來說，外貌、工作或多采多姿的生活，曾經是展現她存在的方式，可是當這些都不在的時候，沒有外貌、不再是多采多姿的生活、多才多藝也不能做了，只能躺在病床上變成一個依賴，變成自己最不能忍受的醜陋時，該用什麼方式去面對人生的苦跟難？

我們常常講苦難，但其實是苦跟難，生活還是要過，但該怎麼去走過，這是每個病患需要思考的問題。

從以前我們連靠近她的床邊都不行，只要我們碰觸到簾子，她會馬上生氣，到現在，蘇蘇開始願意讓我們接近她，慢慢有不一樣的人靠近她的床邊，她可以開始接受，慢慢地、慢慢地，我們才越來越真實感受到她的痛。

靠近與陪伴，體會病患真實的痛苦

照顧人，其實會有情緒反應。當我看見她無法溝通，同時又拒人於千里之外，每個人都知道她過的不好，她也不想讓自己變好，也不讓我們介入幫忙時，我自己也會產生一種反移情的情緒，覺得她的折磨，同時也是折磨到自己，對她會有一些著急。

幫她換藥時，儘管她不能說出哪裡痛，發現她的手都在顫抖，就知道這有多痛，她的言語是來自於肢體。當我們看到她的手在顫抖，知道她承受了多大的痛處時，好像也就懂了她的苦痛，同時也告訴自己想辦法去減輕她的痛苦。

這個改變是雙方的，當我們看到的時候，她也知道我們懂了。因為這樣，彼此之間的溝通變得更直接，不是用言語，而是靠近，用陪伴讓他們理解。

生前告別式，敞開心房面對死亡

蘇蘇還是可以透過點頭或搖頭回應，後來她的病情一直處在隨時會因為傷口大出血而離世的狀況，家屬爭取到她的意見之後，就決定辦一個生前告別式。這個生前告別式對她的意義很大，改變也很大，從一個把自己封閉起來的女生，到最後告別式「welcome everybody」，不論認不認識她，只要願意參與，都可以參加她的生前告別式。

在這場告別式之前，她可能連面對死亡都有困難，她不想賴活著，但也不接受死亡。她曾經有過自殺行為，後來病人的狀況，老實說，過了那個可以死的階段，她自己也沒辦法死，因為沒力氣了。

在告別式時，她還是躺著，我們一個、一個走到她面前，跟她說話，送上一個祝福或是一朵花，過程非常祥和。頭頸癌病人最在乎的就是她臉上的傷口，可是在那個當下，讓她毀容的傷口就像是不見了，傷口、半邊臉和痛都不見了，只剩下她，剩下接納和愛。

像我們這些醫院工作者，經常會看見生命因為癌症而得到了某一種救贖，但那是從結果論來看；當我們從過程方面來看，其實每一刻都很辛苦，辛苦也分不同的層級，比如你現在走到了中間層級，你是不是在挑戰層級的辛苦中，得到自己的救贖都不一定。

有時候我們也會問，是什麼樣的原因，讓他們已經被折磨成這樣了，卻願意繼續活下去。像蘇蘇這樣的個案是以安寧共照的方式進行著，團隊持續靠近陪伴、換藥，讓她知道我們懂她的痛苦，這個時候安寧團隊角色的協助和整合相當重要。

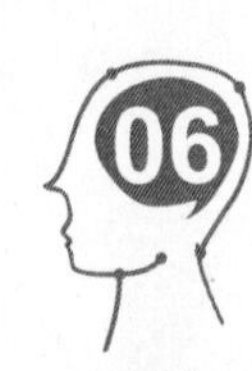

說不出口的話：「媽媽，我愛您！」

病人受限於疾病，讓他沒辦法講出內心的話，但是經過事情的轉折和時間的催化，病人不是沒有感覺、也不是沒辦法去想的。而是需要一個契機，在這個契機中看見自己，或是讓人家聽見他心裡的聲音……。

頭頸癌患者在晚期的時候，因為病情變化，表達上會有一些困難。由於治療的關係，病人的臉部可能也會出現變化，或是根本無法發出聲音。儘管他們的生活、活動都沒有問題，只是沒有辦法溝通。

無法與人溝通往往會產生一種狀況，病人很多心裡的想法和糾結沒辦法表達，雖然我們常聽到：「人是活在當下。」但其實我們每天都在跟過去、現在、未來打轉，直到轉出下一個自己。

我沒有家人，只有我自己

小曾很年輕，生病的時候才三十多歲，發生至今大概已經隔了十年，不幸的是，他已經過世了。我們把時間回到四十年前，當時的台灣是個相當保守的社會，小曾的媽媽跟爸爸離婚後，媽媽改嫁，他則由爸爸撫養。

當年光是離婚就是相當嚴重的事情，更何況是媽媽改嫁，小曾每天都被其他小朋友取笑。直到國中換了新的環境，為了不讓自己再被取笑，他開始跟同學們說：「我沒有媽媽，我媽媽已經死掉了。」

隨著年齡增長，父親也過世了，因此當他來到病房的時候，是直接跟我們說他沒有爸爸媽媽。小曾沒有結婚，兄弟姊妹因為從小家庭破裂的關係，彼此也沒有聯絡，很早開始，他就過著只有自己的生活，對我們來講，他當然就屬於家庭和社會支持系統比較弱的病人。

亡故的母親竟然找來了？

有一天，病房來了一位婦人，我們以為是小曾的長輩或朋友，沒有想到這名婦人竟是小曾的媽媽。這位婦人輾轉得知兒子住在大醫院裡面，所以她就每家醫院去找，終於在我們醫院看到兒子的名字，就直接跑來病房說要找她的兒子。

當時我們很疑惑，還告訴婦人：「小曾說，媽媽已經往生了！」沒想到他們竟然真的是母子。由於小曾已經沒辦法說話，所以我們都是透過筆談的方式溝通，他才告訴我們前面的緣由，只是他沒想過媽媽會找到他。

一開始，由於兒子生病，話也講不好，所以一直不太理媽媽，但媽媽看到小孩生病，一直想照顧他。發覺兒子變瘦，就會拎著大包小包的食物來給兒子補一補，但頭頸癌患者只能吃流質的食物，所以媽媽帶的這些食物，對小曾來說反而是一個壓力。

從媽媽的角度來看，這是她對兒子的心意；但從病人的角度來看，會認為媽媽分明就是在刺激他，明明知道病人不能吃這些食物，放在旁邊只能看不能吃，讓他的心情變得更難受，因此對媽媽的反感就更大。

我們知道這件事之後，就跟媽媽說：「人來就很好了，不用再帶這些東西，因為小曾現在是治療中，這些東西他都沒辦法吃。」當時媽媽年紀已經很大了，這麼跟她說，其實媽媽就懂了，後來就單純只是來看他。

想叫一聲媽，卻來不及了

小曾與媽媽的關係不鹹不淡地持續了一段時間，某天，我們聽到病房傳來一聲東西掉落的聲音，擔心是病人跌倒，一群醫護人員急急忙忙衝進病房，發現小曾跪在病床旁邊，我們看到小曾用他的寫字板寫了一段話：「當年，您希望我叫一聲媽媽，我寧死都不要，現在，我好想叫您一聲媽，我卻叫不出來……。」

病人受限於疾病，讓他沒辦法講出內心的話，但是經過事情的轉折和時間的催化，病人不是沒有感覺、也不是沒辦法去想的，而是需要一個契機，在這個契機中看見自己，或是讓人家聽見他心裡的聲音。

事後我們就跟小曾講：「你很遺憾，沒辦法再開口叫一聲媽，但其實你想叫媽媽的聲音，大家都聽見了，媽媽也聽見了。」

在過去的時空背景中，小曾不願意原諒，是因為媽媽的離開造成了病人的痛苦。但是在小曾的言語中可以推測，媽媽有試著想要回來彌補，但是都被他拒絕了，直到小曾生病之前，也都沒有機會和解。反而是在沒辦法講話、沒辦法好好將事情談開的時候，出現了契機，讓他看到媽媽的誠意和鍥而不捨。

當小曾的狀況還不錯的時候，媽媽的探視、和解，對這個小孩來說已經遲了，但某天他變得脆弱的時候，媽媽的堅持融化了他。化解彼此的關係，對頭頸癌的病人來講，有一部分是在表達，但有時真正的化解，並不僅來自於表面，而是內心的感受、接收到了，那麼就算是短短的言語，也能化解一切。

癌症末期，將比重放在心靈治療上

安寧照護最大的精神，不僅是醫療上的治療，當治療已經走到盡頭的時候，面對盡頭的並不是放棄，而是昇華，將面向從身體的好，擴展到身心靈的好，所以是從身變成心的一種照顧。

當頭頸癌的病人該照的、該打的治療和手術都做完時，頭頸癌患者大多都有一個特性，如果不是突然大量出血，那麼還可以存活一段時間。在這段時間中，該怎麼去尋找活著的意義，便是病患該去思考的問題。

很多人覺得自己不能治療，就只是等死，其實不然，我們在這個案例中看到，在症狀控制及疼痛緩解的期間，生命還是有它的出路、還是有可以學習的地方，我想這就是安寧照護精神所在，到最後其實是在尋找病人生命最終意義的解答。

在腫瘤積極治療期間，都是在尋求身體上的康復、痊癒，當終止積極性的治療時，身體上已經沒辦法繼續做什麼的時候，病患還是可以修補心理，包含修補對家人的怨懟關係，對於生命價值能有更長足的進步。

我們常常講身心靈，大多著重在身上，如果病人只是開個盲腸，心靈上可能不會有什麼太大的變化，當身體沒有面臨明顯的死亡威脅，可能就不會太過著重在生命探討上。但如果面對癌症末期或死亡將至時，心和靈可能反而需要更多的探討與深究。

預防醫學

預防重於治療，見微知著，讓預防醫學恢復淨化我們的身心靈。

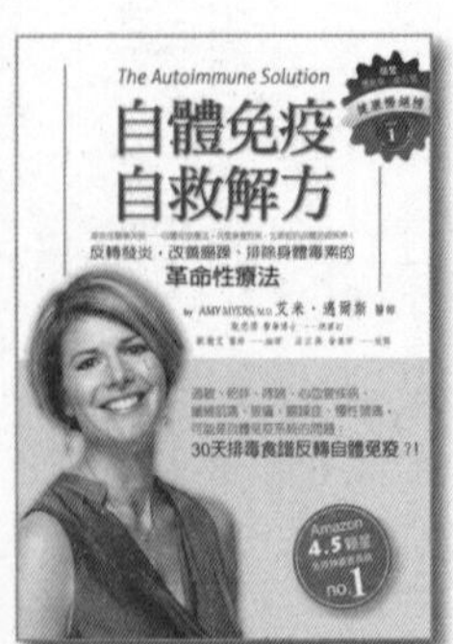

自體免疫自救解方：
反轉發炎，改善腸躁、
排除身體毒素的
革命性療法

艾米．邁爾斯 醫師
（AMY MYERS, M.D.）◎ 著
歐瀚文 醫師 ◎ 編譯
定價 ◎ 420 元

全世界超過 90%的人，正遭受發炎或自體免疫疾病之苦！
過敏、肥胖、哮喘、心血管疾病、纖維肌痛、狼瘡、腸躁症、
慢性頭痛，都可能是自體免疫系統的問題！
革命性醫學突破——自體免疫療法，完整營養對策，全面對
抗自體免疫疾病！

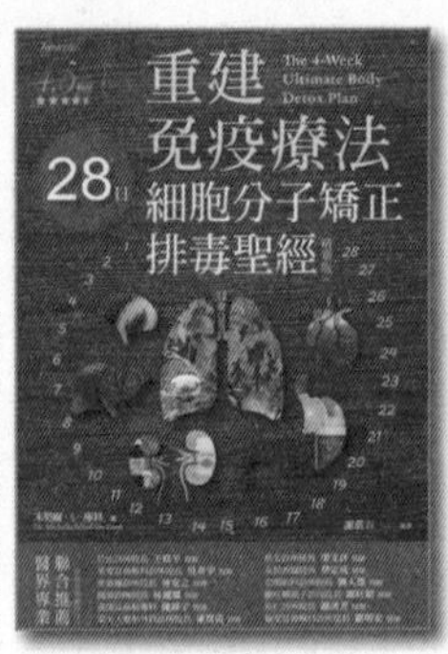

重建免疫療法：
28 日細胞分子
矯正排毒聖經（精華版）

米契爾．S．庫科 自然醫學醫師
（Michelle Schoffro Cook）◎ 著
謝嚴谷 ◎ 編譯
定價 ◎ 450 元

Amazon 網站 4 顆星推薦
自淨力，遠離百病的健康終極革命！
你還停留在投藥治病的階段嗎？ 28 天終極排毒，美國預防
醫學權威療癒實證，淨．斷．毒，28 天讓你看見身體的改
變！遠離百病纏身，腎臟、腸胃、肝膽、淋巴、肺部、皮膚
排毒的療癒攻略。

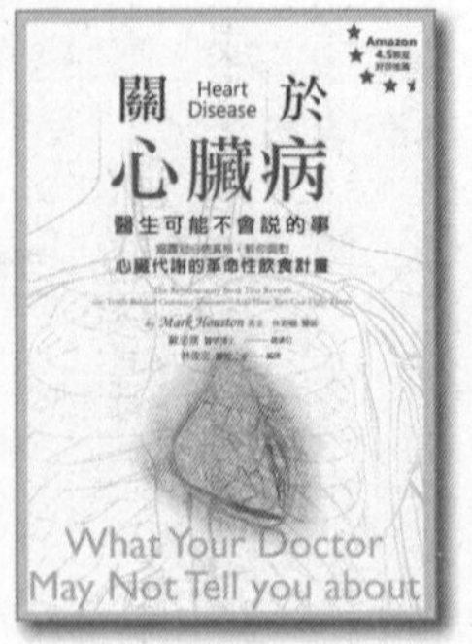

關於心臟病，醫生可
能不會說的事：
揭露冠心病真相，教你
面對心臟代謝的革命性
飲食計劃

馬克．休斯頓 醫學博士
（Mark Houston）◎ 著
歐忠儒 醫學博士 ◎ 總審訂
林俊忠 醫師 ◎ 編譯
定價 ◎ 350 元

Amazon 網站 4.5 顆星推薦！揭發，冠狀動脈心臟病真相！
本書不只破除種種心臟病迷思，解釋冠狀動脈心臟病的真正
風險因素，更為有心臟困擾者指出一條明路，透過適當的營
養或營養補充品、運動來降低或消除這些風險，救命原則看
得到，更用得到。

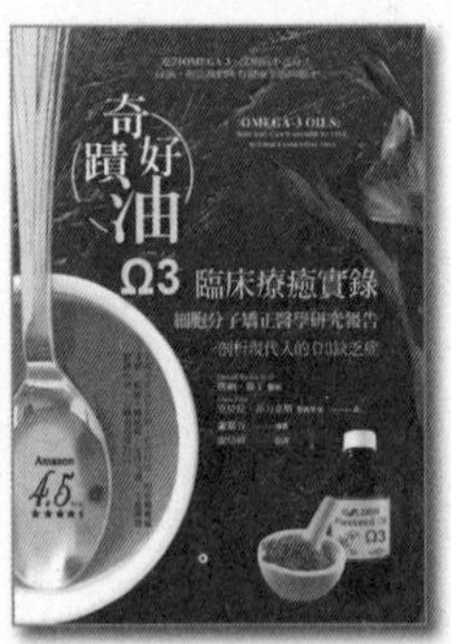

奇蹟好油：
OMEGA-3 臨床療癒實錄

唐納．魯丁
（DONALD RUDIN）
克拉拉．菲力克斯
（CLARA FELIX）◎ 著
謝嚴谷 ◎ 審訂
謝珞爵 ◎ 翻譯
定價 ◎ 350 元

心血管疾病、癌症、糖尿病、過胖、免疫失調、精神疾病等，
都是起源於營養不均衡所導致的結果。
吃對 OMEGA-3，文明病不近身！
OMEGA-3 使大腦力升級，遠離老化、癌症、失智症候群。

國家圖書館出版品預行編目（CIP）資料

戰勝頭頸癌：專業醫師的全方位預防、治療與養護解方 / 陳佳宏作 . -- 第一版 . -- 臺北市：博思智庫，民108.05
面；公分
ISBN 978-986-97085-7-9(平裝)
1. 頭頸部癌症 2. 預防醫學

417.8　　108005157

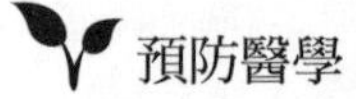

預防醫學 23

戰勝頭頸癌

專業醫師的全方位預防、治療與養護解方

作　　者 | 陳佳宏
主　　編 | 吳翔逸
執行編輯 | 陳映羽
故事協力 | 蔡惠芳
資料協力 | 李海榕
設計主任 | 蔡雅芬

發 行 人 | 黃輝煌
社　　長 | 蕭艷秋
財務顧問 | 蕭聰傑
出 版 者 | 博思智庫股份有限公司
地　　址 | 104 台北市中山區松江路 206 號 14 樓之 4
電　　話 | (02) 25623277
傳　　真 | (02) 25632892

總 代 理 | 聯合發行股份有限公司
電　　話 | (02)29178022
傳　　真 | (02)29156275

印　　製 | 永光彩色印刷股份有限公司
定　　價 | 320 元
第一版第一刷　中華民國 108 年 05 月

ISBN 978-986-97085-7-9

博思智庫股份有限公司
博思智庫粉絲團　Facebook.com/broadthinktank

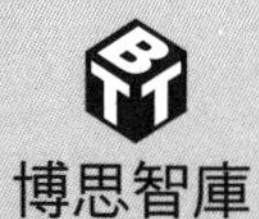

博思智庫

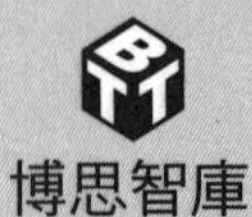

博思智庫